Enfermagem em **pronto-socorro**, urgência e emergência

TÉCNICAS E PRÁTICAS PARA LIDAR COM O IMPREVISÍVEL

Dados Internacionais de Catalogação na Publicação (CIP)
(Jeane Passos de Souza – CRB 8ª/6189)

Fontes, Neisa Castells
    Enfermagem em pronto-socorro, urgência e emergência : técnicas e práticas para lidar com o imprevisível / Neisa Castells Fontes. – São Paulo : Editora Senac São Paulo, 2020.

Bibliografia.
ISBN 978-65-5536-094-3 (impresso/2020)
e-ISBN 978-65-5536-095-0 (ePub/2020)
e-ISBN 978-65-5536-096-7 (PDF/2020)

1. 1. Enfermagem 2. Enfermagem – ambiente de trabalho 3. Enfermagem : Pronto-socorro 4. Enfermagem : Atendimento ao paciente I. Título.

20-1117t   CDD – 616.025
                                                                 BISAC MED058040

Índice para catálogo sistemático:
1. Enfermagem em pronto-socorro 616.025

NEISA CASTELLS FONTES

Enfermagem em **pronto-socorro**, urgência e emergência
TÉCNICAS E PRÁTICAS PARA LIDAR COM O IMPREVISÍVEL

Editora Senac São Paulo – São Paulo – 2020

ADMINISTRAÇÃO REGIONAL DO SENAC NO ESTADO DE SÃO PAULO
Presidente do Conselho Regional: Abram Szajman
Diretor do Departamento Regional: Luiz Francisco de A. Salgado
Superintendente Universitário e de Desenvolvimento: Luiz Carlos Dourado

EDITORA SENAC SÃO PAULO
Conselho Editorial: Luiz Francisco de A. Salgado
Luiz Carlos Dourado
Darcio Sayad Maia
Lucila Mara Sbrana Sciotti
Luís Américo Tousi Botelho

Gerente/Publisher: Luís Américo Tousi Botelho
Coordenação Editorial: Verônica Pirani de Oliveira
Prospecção: Dolores Crisci Manzano
Administrativo: Marina P. Alves
Comercial: Aldair Novais Pereira

Edição e Preparação de Texto: Vanessa Rodrigues
Coordenação de Revisão de Texto: Luiza Elena Luchini
Revisão de Texto: Lucimara Carvalho
Projeto Gráfico e Editoração Eletrônica: Veridiana Freitas
Capa: Veridiana Freitas
Fotos e ilustrações: AdobeStock, exceto pp. 58, 82 e 85 (divulgação)
Coordenação de E-books: Rodolfo Santana
Impressão e Acabamento: Gráfica CS

Proibida a reprodução sem autorização expressa.
Todos os direitos desta edição reservados à
Editora Senac São Paulo
Av. Engenheiro Eusébio Stevaux, 823 – Prédio Editora
Jurubatuba – CEP 04696-000 – São Paulo – SP
Tel. (11) 2187-4450
editora@sp.senac.br
https://www.editorasenacsp.com.br

© Editora Senac São Paulo, 2020

SUMÁRIO

7 NOTA DO EDITOR

9 AGRADECIMENTOS

11 APRESENTAÇÃO

13 CAPÍTULO 1
CARACTERÍSTICAS DOS
SERVIÇOS DE URGÊNCIA
E EMERGÊNCIA

29 CAPÍTULO 2
ACOLHIMENTO, HUMANIZAÇÃO
E QUALIDADE

49 CAPÍTULO 3
TECNOLOGIAS EM ASSISTÊNCIA
DE URGÊNCIA E EMERGÊNCIA

65 CAPÍTULO 4
DROGAS DE URGÊNCIA
E EMERGÊNCIA

81 CAPÍTULO 5
EXAMES DIAGNÓSTICOS

95 CAPÍTULO 6
PCR E OS PROTOCOLOS
DE SUPORTE DE VIDA

115 CAPÍTULO 7
EMERGÊNCIAS HIPERTENSIVAS

121 CAPÍTULO 8
URGÊNCIAS RELACIONADAS
AO SISTEMA RESPIRATÓRIO

129 CAPÍTULO 9
TRAUMA E POLITRAUMA

143 CAPÍTULO 10
URGÊNCIAS RELACIONADAS
AO SISTEMA NEUROLÓGICO

153 CAPÍTULO 11
ALTERAÇÕES DE
TEMPERATURA

159 CAPÍTULO 12
URGÊNCIAS RELACIONADAS
A OUTROS SISTEMAS

171 CAPÍTULO 13
NOTIFICAÇÕES COMPULSÓRIAS,
ÓBITO E COMUNICAÇÃO
DE MÁS NOTÍCIAS

183 ANEXO
RESPOSTAS DOS EXERCÍCIOS

193 GLOSSÁRIO

197 REFERÊNCIAS

205 ÍNDICE GERAL

NOTA DO EDITOR

Seja um caso de rotina (que, mesmo sem ameaçar a vida, não pode aguardar uma consulta), uma urgência (que exige uma intervenção rápida), seja uma emergência (que coloca o paciente de frente com a morte), a característica principal dos serviços de urgência e emergência é o atendimento ágil, seguro e eficaz.

No Brasil, a Rede de Atenção às Urgências define fluxos e referências para os seus diversos componentes: Promoção, Prevenção e Vigilância em Saúde; Atenção Básica; SAMU 192; Sala de Estabilização; Força Nacional do SUS; UPA 24 horas; Unidades Hospitalares; Atenção Domiciliar.

A presente obra traduz essas exigências legais em consonância – e atualizada – com as diretrizes internacionais, com foco na assistência prestada por técnicos e auxiliares de enfermagem. O conteúdo apresenta equipamentos, materiais e medicamentos (quando e como usá-los); procedimentos para quadros clínicos diversos; protocolos de suporte básico e avançado de vida; orientações para comunicar más notícias a familiares e até o passo a passo em caso de óbito ou de uma notificação compulsória.

Com este livro abrangente no conteúdo e claro na linguagem, o Senac São Paulo visa aprimorar o atendimento em saúde com atributos que, embora valorizados em todas as profissões, ganham um contorno especial nas situações limite vivenciadas em um serviço de urgência e emergência: a humanização, a objetividade e a excelência técnica.

AGRADECIMENTOS

Colocar em palavras os conhecimentos adquiridos em anos de experiência não é tarefa fácil, e foram muitas as pessoas que me ajudaram nesse processo – desde aquelas que me ensinaram algo até as que me auxiliaram a construir este livro. Assim, não as citarei aqui para não cometer a injustiça de esquecer algum nome.

A todos os envolvidos, direta ou indiretamente, muito obrigada!

APRESENTAÇÃO

O IMPREVISÍVEL NO DIA A DIA DO PROFISSIONAL

Se você se sentar em uma sala de espera de um serviço de urgência e emergência (ou pronto-socorro, como é mais conhecido), vai observar vários tipos de pessoa entrando e saindo, de diferentes idades, expressões faciais diversas e sentimentos variados. Muitas histórias de vida vão acontecer enquanto você estiver lá. Lembro-me de um dia em que eu estava sentada na frente de um serviço de urgência e emergência esperando uma amiga que trabalhava lá, e chegou um carro utilitário, apressado. Saíram do carro duas pessoas. Uma delas entrou e voltou com funcionários da enfermagem, um médico e uma maca. Todos muito apreensivos. Transferiram uma senhora muito bem-vestida da carroceria para a maca. Imediatamente, a equipe a levou para dentro do serviço, e logo outras pessoas chegaram nos seus carros. Todos tensos. Ouvir as conversas era inevitável, pois estávamos muito próximos. Descobri que eles tinham planejado uma festa surpresa para a senhora, mas o que era para ter sido uma celebração virou uma noite de angústia e desespero: ela havia sido atropelada antes de entrar no local da festa. Não sei o que houve com ela, já que minha amiga saiu, o turno de trabalho tinha acabado. Mas fiquei pensando em quanto a vida é frágil e imprevisível.

Imprevisível é a palavra que, para mim, melhor define o ambiente dos serviços de urgência e emergência.

ESTE LIVRO

Para elaborar esta obra, a urgência deu lugar a um conteúdo cuidadosamente pensado. Afinal, a atuação de enfermagem nesses serviços requer competências e habilidades muito bem desenvolvidas.

Tarefas como classificação de risco, punção arterial, punção da veia jugular externa, cateterismo vesical de demora são privativas do enfermeiro. Técnicos e auxiliares de enfermagem – público ao qual este livro é destinado – desempenham funções menos específicas, porém não menos importantes. Uma equipe que atua de forma ágil e coordenada contribui decisivamente para a redução da morbimortalidade das pessoas que chegam aos prontos-socorros.

Em todos os níveis de atuação – enfermeiro, técnico e auxiliar –, além do domínio de técnicas em geral (punção venosa, administração de medicamentos, aferição de pressão arterial, realização de curativos, entre outras), quem trabalha com urgência e emergência deve ter agilidade motora e autocontrole, para executar os protocolos com foco e precisão. Além disso, precisamos de habilidade de comunicação e empatia, para informar – e tranquilizar – os familiares e as pessoas próximas do paciente.

Não estão no escopo deste livro as técnicas gerais da atuação de enfermagem (punção venosa, administração de medicamentos, etc.). Partiu-se do princípio de que você já as conhece (ou as está desenvolvendo) e que agora busca ampliar o conhecimento em urgência e emergência. Também para contribuir para esse aprimoramento, o texto utiliza os termos e expressões da área – ou seja, a linguagem que encontramos no dia a dia. Os significados estão no glossário, no fim do livro.

Os 13 capítulos a seguir possibilitam a você estabelecer as bases para uma atuação ágil, competente e humanizada aos pacientes que necessitam de atendimento imediato, a qualquer hora do dia ou da noite.

1

CARACTERÍSTICAS DOS SERVIÇOS DE URGÊNCIA E EMERGÊNCIA

Você já reparou que o serviço de urgência e emergência de um hospital geralmente fica localizado próximo a uma via pública e possui acesso a veículos?

O motivo dessa localização acessível se deve ao fato de os serviços de urgência e emergência se destinarem a casos que requerem atendimento imediato. Esses atendimentos variam conforme a gravidade e o risco para a vida, mas em todos existe a necessidade de uma ação imediata.

Existem casos nos quais não há risco iminente de vida, mas que são motivos de preocupação e não podem esperar o agendamento de uma consulta, como um bebê com febre alta e vômitos. Esses casos são geralmente denominados casos de rotina. Já casos de urgência são aqueles que necessitam de intervenção rápida por apresentarem natureza clínica ou cirúrgica aguda, como fraturas de ossos e emergências psiquiátricas. E os casos que apresentam risco iminente de vida, como uma parada cardiorrespiratória (PCR) ou um acidente vascular encefálico (AVE), são denominados emergências médicas (GIGLIO-JACQUEMOT, 2005 *apud* NEVES, 2006).

QUADRO 1. CARACTERÍSTICAS DOS ATENDIMENTOS EM SERVIÇOS DE URGÊNCIA E EMERGÊNCIA.

DENOMINAÇÃO	CARACTERÍSTICAS	EXEMPLOS
CASO DE ROTINA	Não representa risco iminente de vida, porém não pode esperar agendamento de consulta.	Bebê com febre alta e vômitos, paciente com disúria e urgência urinária.
CASO DE URGÊNCIA	Em geral, quadros clínicos ou cirúrgicos que exigem intervenção rápida.	Fraturas, crises hipertensivas, mudanças abruptas de comportamento.
EMERGÊNCIA MÉDICA	Representa risco iminente de vida.	PCR, AVE, paciente com dor retroesternal ou mulheres e idosos com desconforto torácico (suspeita de infarto miocárdico).

Fonte: Giglio-Jacquemot (2005 *apud* Neves, 2006).

Fica claro que a característica principal dos serviços de urgência e emergência é prestar pronto atendimento de forma ágil, segura e eficaz. Portanto, a localização deve permitir o acesso rápido de veículos o mais próximo possível da entrada do serviço.

Mas o serviço de urgência e emergência não se restringe apenas ao ambiente hospitalar.

A Rede de Atenção às Urgências foi regulamentada pela Portaria nº 1.600, de 7 de julho de 2011, com o objetivo de reordenar a atenção em saúde nas situações de urgência e emergência, definindo fluxos e referências adequados. Os componentes da rede são Promoção, Prevenção e Vigilância em Saúde; Atenção Básica; SAMU 192; Sala de Estabilização; Força Nacional do SUS; UPA 24 horas; Unidades Hospitalares; Atenção Domiciliar. Esses componentes visam ao atendimento de urgências e emergências dentro dos princípios do Sistema Único de Saúde (SUS) (BRASIL, 2013b).

ESTRUTURA FÍSICA E ORGANIZACIONAL

O Ministério da Saúde definiu na Portaria nº 354, de 10 de março de 2014, os requisitos mínimos essenciais para a estrutura física e organizacional dos serviços de urgência e emergência. Essa portaria define ambientes, materiais, recursos humanos mínimos, transporte de pacientes e biossegurança para as boas práticas nesses serviços (BRASIL, 2014b).

Conforme a portaria, o serviço de urgência e emergência deve possuir, de acordo com o perfil de atenção, os seguintes ambientes:

- ENTRADA SEPARADA PARA O SERVIÇO DE URGÊNCIA E EMERGÊNCIA PEDIÁTRICA (CASO SEJAM REALIZADOS ATENDIMENTOS TANTO PARA O PÚBLICO ADULTO COMO PARA O INFANTIL);
- ÁREA EXTERNA COBERTA PARA A ENTRADA DE AMBULÂNCIAS;
- SALA DE RECEPÇÃO E ESPERA, COM BANHEIROS PARA USUÁRIOS;
- SALA PARA ARQUIVO DE PRONTUÁRIOS OU FICHAS DE ATENDIMENTO DO PACIENTE;
- SALA DE CLASSIFICAÇÃO DE RISCO;
- ÁREA PARA HIGIENIZAÇÃO;
- CONSULTÓRIOS;
- SALA PARA ASSISTENTE SOCIAL;
- SALA DE PROCEDIMENTOS COM ÁREA PARA SUTURA, RECUPERAÇÃO, HIDRATAÇÃO E ADMINISTRAÇÃO DE MEDICAMENTOS;
- ÁREA PARA NEBULIZAÇÃO;
- SALA PARA REANIMAÇÃO E ESTABILIZAÇÃO;
- SALAS PARA OBSERVAÇÃO E ISOLAMENTO;
- POSTO DE ENFERMAGEM;
- BANHEIRO COMPLETO;
- DEPÓSITO PARA RESÍDUOS SÓLIDOS;
- DEPÓSITO PARA MATERIAL DE LIMPEZA;
- VESTIÁRIOS E BANHEIROS PARA PROFISSIONAIS;
- FARMÁCIA;
- ALMOXARIFADO.

EQUIPAMENTOS E MATERIAIS

A Portaria 354/2014 determina ainda os materiais que devem estar disponíveis no serviço de urgência e emergência. A quantidade de cada material varia conforme o tipo de atendimento realizado e o público.

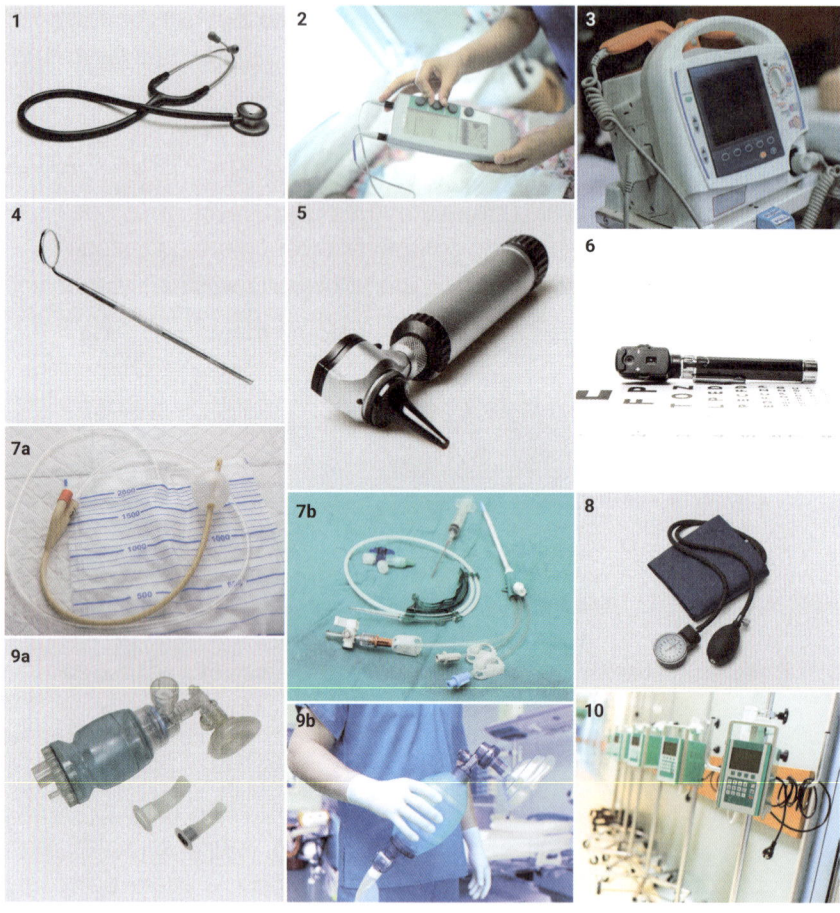

1. **ESTETOSCÓPIO** (ADULTO E PEDIÁTRICO).
2. **MARCA-PASSO EXTERNO.**
3. **DESFIBRILADOR EXTERNO AUTOMÁTICO** (DEA).
4. **ESPELHO LARÍNGEO.**
5. **OTOSCÓPIO** (ADULTO E PEDIÁTRICO).
6. **OFTALMOSCÓPIO.**
7. **CATETER VESICAL DE DEMORA** (7a); **CATETER VENOSO CENTRAL** (7b).
8. **ESFIGMOMANÔMETRO** (ADULTO E PEDIÁTRICO).
9. **VENTILADOR MANUAL E RESERVATÓRIO. TAMBÉM CHAMADO DE UNIDADE MANUAL DE VENTILAÇÃO ARTIFICIAL (AMBU).** (9a) PEDIÁTRICO; (9b) ADULTO.
10. **BOMBAS DE INFUSÃO COM BATERIA E EQUIPO UNIVERSAL.**

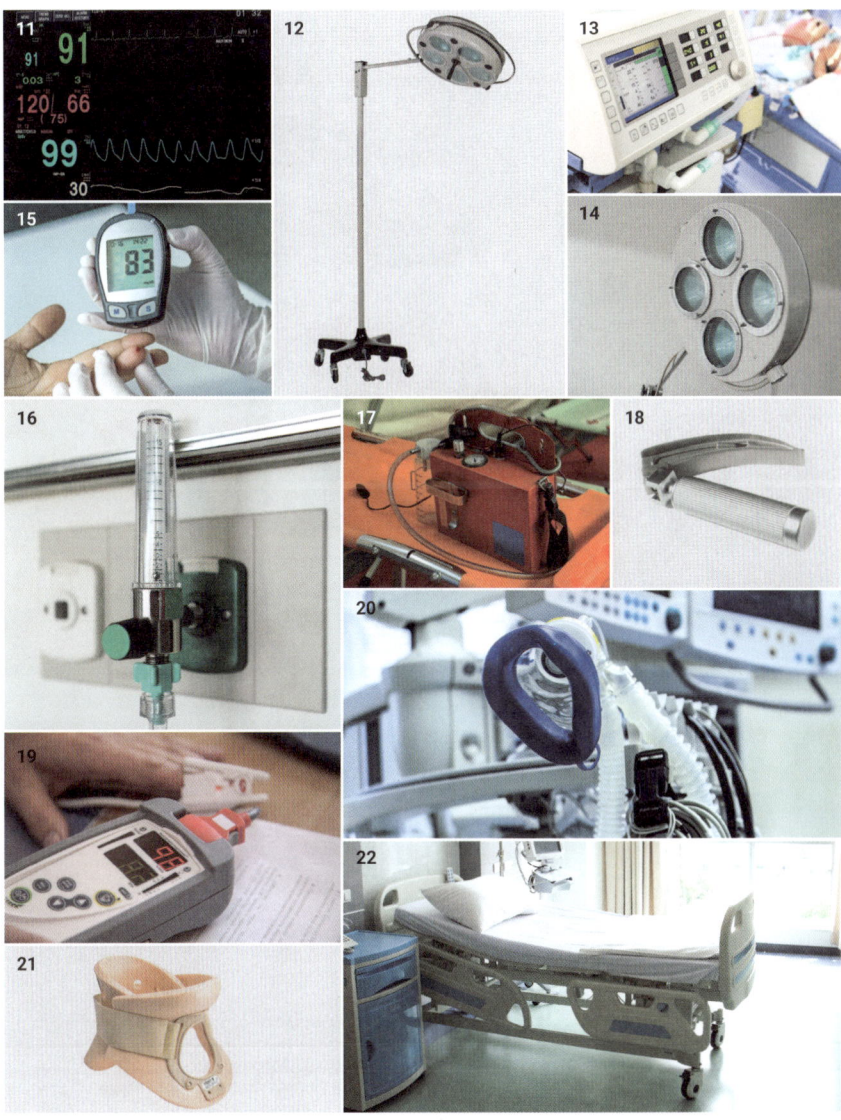

11. **MONITOR MULTIPARÂMETROS.**
12. **FOCO CIRÚRGICO COM BATERIA.**
13. **VENTILADOR MECÂNICO.**
14. **FOCO CIRÚRGICO PORTÁTIL.**
15. **EQUIPAMENTOS PARA AFERIÇÃO DE GLICEMIA CAPILAR.**
16. **CILINDRO DE OXIGÊNIO PORTÁTIL E REDE CANALIZADA DE GASES** (DE ACORDO COM O PORTE DA UNIDADE).
17. **ASPIRADORES.**
18. **LARINGOSCÓPIO.**
19. **OXÍMETRO DE PULSO.**
20. **MÁSCARA PARA VENTILADOR** (ADULTO E PEDIÁTRICO).
21. **COLAR CERVICAL** (TAMANHOS P, M E G).
22. **CAMA HOSPITALAR COM RODAS E GRADES LATERAIS.**

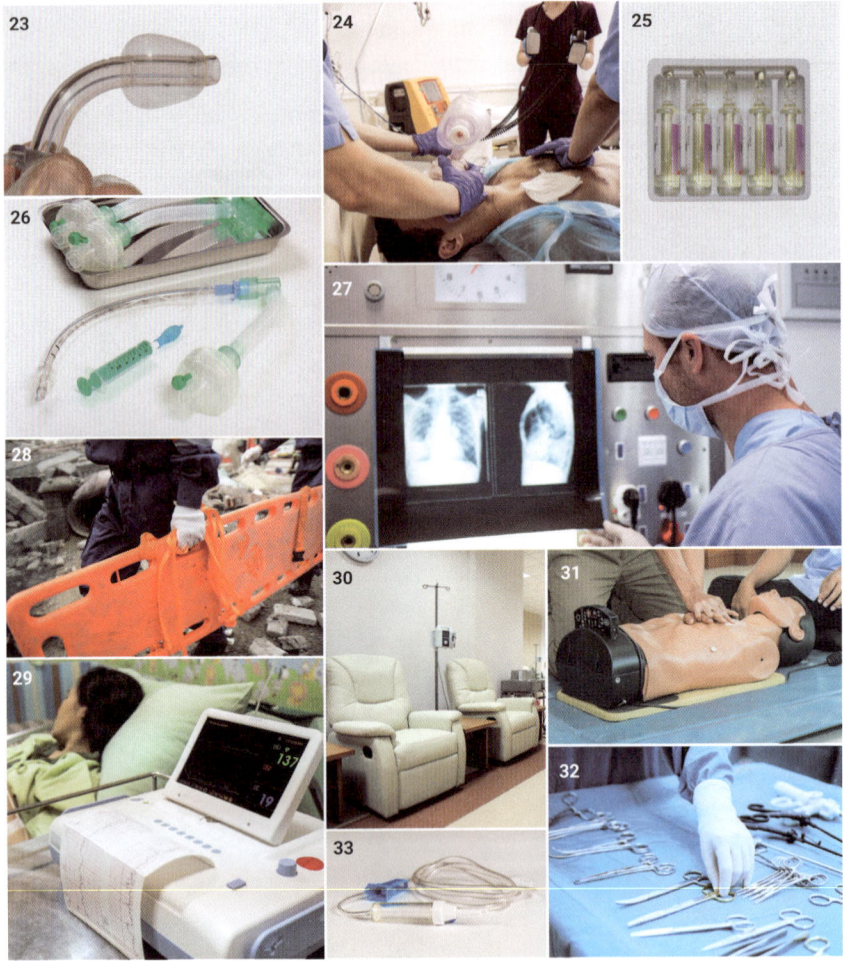

23. CÂNULA PARA TRAQUEOSTOMIA.
24. EQUIPAMENTOS NECESSÁRIOS PARA À REANIMAÇÃO CARDIORESPIRATÓRIA.
25. MEDICAMENTOS PARA ASSISTÊNCIA EM URGÊNCIA E EMERGÊNCIA.
26. CÂNULA OROTRAQUEAL E EXTENSÃO COM FILTRO (PARA INTUBAÇÃO OROTRAQUEAL).
27. NEGATOSCÓPIO (PARA VISUALIZAÇÃO DE RADIOGRAFIAS).
28. PRANCHA LONGA (PARA IMOBILIZAÇÃO DO PACIENTE EM CASO DE TRAUMA).
29. ELETOCARDIÓGRAFO.
30. POLTRONA REMOVÍVEL DESTINADA AO ACOMPANHANTE.
31. PRANCHA CURTA (PARA COMPRESSÃO CURTA).
32. MATERIAL PARA PEQUENA CIRURGIA.
33. EQUIPOS DE MACRO E MICROGOTAS.

EQUIPE INTERDISCIPLINAR

A Portaria 354/2014 determina também a equipe interdisciplinar mínima e coloca que todo serviço de urgência e emergência deve dispor dos seguintes profissionais de saúde:

- UM RESPONSÁVEL TÉCNICO COM FORMAÇÃO MÉDICA, LEGALMENTE HABILITADO;
- EQUIPE MÉDICA EM QUANTIDADE SUFICIENTE PARA ATENDIMENTO 24 HORAS;
- UM ENFERMEIRO EXCLUSIVO DA UNIDADE, RESPONSÁVEL PELA COORDENAÇÃO DA ASSISTÊNCIA DE ENFERMAGEM;
- EQUIPE DE ENFERMAGEM EM QUANTIDADE SUFICIENTE PARA ATENDIMENTO 24 HORAS EM TODAS AS ATIVIDADES CORRESPONDENTES. A EQUIPE DE ENFERMAGEM É DIMENSIONADA CONFORME A RESOLUÇÃO COFEN 543/2017, E ESSA DIMENSÃO VARIA DE ACORDO COM O NÚMERO DE SÍTIOS FUNCIONAIS, A DINÂMICA DE FUNCIONAMENTO E O GRAU DE DEPENDÊNCIA DOS PACIENTES COM RELAÇÃO À ENFERMAGEM, ENTRE OUTROS FATORES.

SERVIÇOS DE APOIO

O atendimento de urgência e emergência é realizado com o suporte de serviços específicos, descritos no quadro 2.

QUADRO 2. SERVIÇOS DE APOIO EM URGÊNCIA E EMERGÊNCIA.

SERVIÇO	CARACTERÍSTICAS
NÚCLEO INTERNO DE REGULAÇÃO (NIR)	Unidade técnico-administrativa, possibilita monitoramento do paciente desde a chegada até a alta.
	Gerencia a oferta dos serviços de saúde hospitalares (ambulatório, internação, urgência e emergência, agenda cirúrgica), otimizando a utilização dos leitos. Monitora indicadores de permanência e solicitações de transferência externa dos pacientes, sinalizando os casos que precisam ser priorizados.
BANCO DE SANGUE	As Unidades de Pronto Atendimento (UPAs) não contam com banco de sangue. O paciente que necessita de hemoderivados é transferido para um hospital.
	Nos hospitais, os bancos de sangue costumam estar próximos do centro cirúrgico e de unidades críticas, como Unidade de Terapia Intensiva (UTI) e unidade de urgência e emergência.

(cont.)

SERVIÇO	CARACTERÍSTICAS
FARMÁCIA	Ambiente fundamental, porque em urgência e emergência as necessidades de medicamentos não podem ser previstas, como ocorre em uma internação. Os medicamentos utilizados ficam estocados no carro de emergência e só devem ser usados nessas situações.
SERVIÇO SOCIAL	A sala do serviço social é obrigatória, conforme a Portaria 354/2014. Embora não haja regulamentação quanto à equipe mínima desse serviço, entende-se que a realidade social interfere no processo saúde-doença. A presença de profissional da área tem sido requerida em prol da assistência integral e humanizada nos serviços de urgência e emergência.
SERVIÇO DE DIAGNÓSTICO E IMAGEM	Segundo a Portaria 354/2014, o serviço de urgência e emergência deve dispor (ou garantir o acesso a): radiologia intervencionista; radiologia convencional (incluindo aparelho de radiografia móvel); ultrassonografia (inclusive portátil); ecodoppler; tomografia computadorizada; ressonância magnética; fibrobroncoscopia; endoscopia digestiva; eletroencefalografia; laboratório clínico (incluindo microbiologia e hemogasometria); anatomia patológica.
HEMODINÂMICA	Nesse serviço se realizam procedimentos relativos a cardiologia, radiologia vascular, neurorradiologia e eletrofisiologia. O tempo entre diagnóstico e tratamento de muitas doenças, como as vasculares obstrutivas, é fundamental para a sobrevivência do paciente. A agilidade do serviço de hemodinânica advém do fato de ser possível realizar, em um mesmo procedimento, tanto o diagnóstico como o tratamento.
SERVIÇO DE ARQUIVO MÉDICO E ESTATÍSTICA (SAME)	Responsável pelo arquivo de prontuários e fichas de atendimento de pacientes, bem como pelas estatísticas de atendimento. Atualmente, o prontuário eletrônico tem otimizado o trabalho desse serviço.

NORMAS E REGULAMENTAÇÕES

Todos os ambientes necessários ao funcionamento de um serviço de urgência e emergência devem respeitar o preconizado pela Agência Nacional de Vigilância Sanitária (Anvisa). A RDC Anvisa 50/2002 (BRASIL, 2002) estabelece o regulamento técnico para planejamento, programação, elaboração, avaliação e aprovação de projetos físicos de estabelecimentos que prestam assistência à saúde. As diretrizes valem tanto para os serviços públicos de saúde como para os serviços privados em todo o território nacional.

Já o descarte, a segregação, a guarda e o destino dos resíduos de serviços de saúde são regulamentados pela RDC Anvisa 222/2018 (BRASIL, 2018).

Vale destacar ainda a Portaria nº 485, de 11 de novembro de 2005, que apresenta diretrizes básicas que visam à segurança e à proteção da saúde dos trabalhadores dos serviços de saúde (BRASIL, 2005).

Tambem importantes são as normas regulamentadoras. No assunto deste livro, podem ser destacadas:

- A NR 7: PROGRAMA DE CONTROLE MÉDICO E SAÚDE OCUPACIONAL;
- A NR 9: PROGRAMA DE PREVENÇÃO DE RISCOS AMBIENTAIS (PPRA);
- A NR 17: ERGONOMIA;
- A NR 26: SINALIZAÇÃO DE SEGURANÇA.

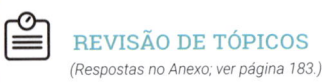

REVISÃO DE TÓPICOS
(Respostas no Anexo; ver página 183.)

1.1 A QUE SE DESTINA O ATENDIMENTO DE URGÊNCIA E EMERGÊNCIA?

_____
_____
_____
_____
_____
_____

1.2 ASSINALE A ALTERNATIVA QUE REPRESENTA O PRINCIPAL ATRIBUTO QUE DIFERENCIA EMERGÊNCIA DE URGÊNCIA.

A. ( ) HIPOTENSÃO.
B. ( ) HIPERGLICEMIA.
C. ( ) FEBRE.
D. ( ) RISCO IMINENTE DE VIDA.

1.3 QUE RESOLUÇÃO FALA SOBRE O DESCARTE DE MATERIAIS PERFUROCORTANTES EM LOCAL SEPARADO DE OUTROS DEJETOS, EM RECIPIENTES RÍGIDOS, IMEDIATAMENTE APÓS O USO?

_____
_____
_____
_____
_____
_____

EQUIPE DE ENFERMAGEM

O exercício profissional da enfermagem é regulamentado pela Lei nº 7.498, de 25 de junho de 1986: "Art. 2º A enfermagem e suas atividades auxiliares somente podem ser exercidas por pessoas legalmente habilitadas e inscritas no Conselho Regional de Enfermagem com jurisdição na área onde ocorre o exercício" (BRASIL, 1986).

Conforme essa lei, o exercício da enfermagem é privativo (exclusivo) ao enfermeiro, ao técnico de enfermagem, ao auxiliar de enfermagem e à parteira, respeitando-se os respectivos graus de habilitação.

LIMITE DE ATUAÇÃO NOS ATENDIMENTOS INTRA E EXTRA-HOSPITALAR

A atuação dos profissionais que compõem a equipe de enfermagem está descrita nessa mesma lei (7.498/1986), a qual estabelece as ações assistenciais que são privativas do enfermeiro, ou seja, as atividades que apenas o enfermeiro pode executar.

Ao técnico de enfermagem cabem as atividades de nível médio, sob orientação e supervisão do enfermeiro.

> Art. 12. O técnico de enfermagem exerce atividade de nível médio, envolvendo orientação e acompanhamento do trabalho de enfermagem em grau auxiliar, e participação no planejamento da assistência de enfermagem, cabendo-lhe especialmente:
> a) participar da programação da assistência de enfermagem;
> b) executar ações assistenciais de enfermagem, exceto as privativas do enfermeiro, observado o disposto no parágrafo único do art. 11 desta lei;
> c) participar da orientação e supervisão do trabalho de enfermagem em grau auxiliar;
> d) participar da equipe de saúde.
> Art. 13. O auxiliar de enfermagem exerce atividades de nível médio, de natureza repetitiva, envolvendo serviços auxiliares de enfermagem sob supervisão, bem como a participação em nível de execução simples, em processos de tratamento, cabendo-lhe especialmente:

a) observar, reconhecer e descrever sinais e sintomas;
b) executar ações de tratamento simples;
c) prestar cuidados de higiene e conforto ao paciente;
d) participar da equipe de saúde.
(...)
Art. 15. As atividades referidas nos arts. 12 e 13 desta lei, quando exercidas em instituições de saúde, públicas e privadas, e em programas de saúde, somente podem ser desempenhadas sob orientação e supervisão de enfermeiro. (BRASIL, 1986)

Resumindo, a equipe de enfermagem de um serviço de urgência e emergência é composta por:

- **UM ENFERMEIRO:** RESPONSÁVEL POR COORDENAR A EQUIPE DE ENFERMAGEM;

- **ENFERMEIROS:** PROFISSIONAIS COM BACHARELADO EM ENFERMAGEM QUE ATUAM EM TODOS OS NÍVEIS DE CUIDADO, EXECUTANDO ATIVIDADES ASSISTENCIAIS DE ALTA, MÉDIA E BAIXA COMPLEXIDADES E SUPERVISIONANDO A EQUIPE DE ENFERMAGEM;

- **TÉCNICOS DE ENFERMAGEM:** PROFISSIONAIS COM DIPLOMA OU CERTIFICADO DE CURSO TÉCNICO EM ENFERMAGEM QUE AUXILIAM O ENFERMEIRO NA REALIZAÇÃO DE ATIVIDADES ASSISTENCIAIS DE MÉDIA E BAIXA COMPLEXIDADES, SOB A SUPERVISÃO DO ENFERMEIRO; E

- **AUXILIARES DE ENFERMAGEM:** PROFISSIONAIS COM DIPLOMA OU CERTIFICADO DE AUXILIAR DE ENFERMAGEM QUE ATUAM NAS ATIVIDADES MAIS SIMPLES, SOB A SUPERVISÃO DO ENFERMEIRO.

BIOSSEGURANÇA

Considera-se risco ocupacional a possibilidade de um trabalhador sofrer dano à sua integridade física e/ou psíquica em decorrência da atividade laboral.

Os riscos ocupacionais no ambiente de um serviço de urgência e emergência são muitos e divididos em cinco tipos, conforme a NR 5 (SEGURANÇA E MEDICINA..., 1995).

QUADRO 3. RISCOS OCUPACIONAIS NOS SERVIÇOS DE URGÊNCIA E EMERGÊNCIA.

TIPO DO RISCO	DESCRIÇÃO	EXEMPLOS
DE ACIDENTES	Qualquer condição que torne o trabalhador suscetível a dano da sua integridade, bem como do seu bem-estar físico e psíquico.	Piso molhado, móveis no meio da área de circulação e armazenamento inadequado, entre outros.
ERGONÔMICO	Qualquer condição que possa interferir nas características psicofisiológicas do trabalhador, causando desconforto ou afetando sua saúde.	Levantamento de peso, ritmo excessivo de trabalho e postura inadequada de trabalho, entre outros.
FÍSICO	As diversas formas de energia a que possam estar expostos os trabalhadores.	Ruídos (sirenes de ambulância), calor radiante e raios X, entre outros.
QUÍMICO	Substâncias, compostos ou produtos que possam penetrar o organismo do trabalhador pela via respiratória, pela pele ou por ingestão. Podem se apresentar como poeiras, fumos, gases, neblinas, névoas ou vapores e líquidos.	Agentes de desinfecção, limpeza e esterilização, bem como fármacos, entre outros.
BIOLÓGICO	Bactérias, vírus, fungos, parasitas. Os acidentes com material biológico são frequentes na equipe de enfermagem, pela natureza do trabalho, e possuem grande impacto na saúde do trabalhor, em vista da possibilidade de transmissão de doenças infectocontagiosas.	Sangue e secreções de pacientes, gotículas e aerossóis, entre outros.

Fonte: NR 5 (Segurança e Medicina..., 1995).

Para a proteger o trabalhador desses riscos, existem equipamentos de proteção, que podem ser individuais ou coletivos.

Entre os equipamentos de proteção individual (EPIs) estão as luvas de procedimento, o avental ou o capote e o propé, entre outros.

> O USO DE LUVAS NÃO DESCARTA A NECESSIDADE DE LAVAR AS MÃOS ANTES E DEPOIS DO CONTATO COM O PACIENTE.

Entre os equipamentos de proteção coletiva (EPCs) podemos citar a capela química utilizada para a manipulação de fármacos e os biombos plumbíferos usados na radiologia.

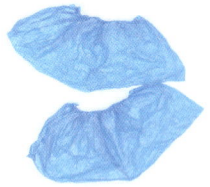

PROPÉ.

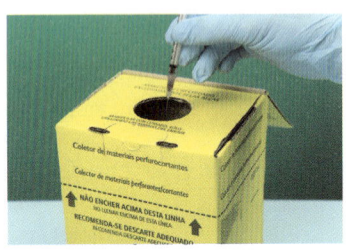

CAIXA PARA DESCARTE DE PERFUROCORTANTES.

O descarte de resíduos de materiais utilizados na assistência à saúde também é uma forma de proteção aos trabalhadores, pois previne acidentes e contaminação acidental. A caixa de perfurocortantes deve estar próxima ao profissional quando este for prestar assistência ao paciente, a fim de que o descarte de agulhas e outros materiais dessa categoria seja realizado o mais breve possível.

A NR 32 descreve como devem ser descartados os resíduos de serviços de saúde. É importante conhecê-la e cumprir o que ela determina, não só para a própria proteção como para a proteção de colegas de trabalho, pacientes e familiares.

REVISÃO DE TÓPICOS
(Respostas no Anexo; ver página 183.)

1.4 O PLANTÃO ESTÁ TUMULTUADO, E O ENFERMEIRO PEDE AO TÉCNICO QUE FAÇA A TRIAGEM DOS PACIENTES. ELE FAZ? O QUE FUNDAMENTA A DECISÃO DO TÉCNICO?

_____
_____
_____
_____
_____
_____
_____

1.5 ASSINALE A ALTERNATIVA QUE APRESENTA APENAS EPIS UTILIZADOS NA SAÚDE PARA ATENDIMENTO AO PACIENTE DE UM SERVIÇO DE URGÊNCIA E EMERGÊNCIA.

A. ( ) LUVAS DE PROCEDIMENTO.
B. ( ) RESPIRADOR PURIFICADOR DE AR MOTORIZADO.
C. ( ) ÓCULOS PARA PROTEÇÃO DOS OLHOS CONTRA LUMINOSIDADE INTENSA.
D. ( ) PROTETOR AUDITIVO.

1.6 DE ACORDO COM A NR 6, TODOS OS EPIS SÓ PODERÃO SER COLOCADOS À VENDA COM A INDICAÇÃO DO CERTIFICADO DE APROVAÇÃO (CA). SEGUNDO ESSA MESMA NORMA, CABE AO EMPREGADO:

A. ( ) USÁ-LO PARA ATENDER SOMENTE A SITUAÇÕES DE EMERGÊNCIA.
B. ( ) RESPONSABILIZAR-SE PELA AQUISIÇÃO.
C. ( ) RESPONSABILIZAR-SE PELA GUARDA E PELA CONSERVAÇÃO.
D. ( ) RESPONSABILIZAR-SE PELA MANUTENÇÃO PERIÓDICA.

ACOLHIMENTO, HUMANIZAÇÃO E QUALIDADE

O ato de cuidar tem o propósito de melhorar a qualidade de vida de alguém. Qualidade de vida é uma expressão muito utilizada, e vale a pena pensar um pouco sobre ela antes de falar de humanização. Qualidade é um julgamento. Dizemos que tem qualidade tudo aquilo que atende às nossas expectativas, tudo aquilo que consideramos bom. Assim, é possível falar que qualidade de vida corresponde a um nível de satisfação com a própria vida; quanto eu estou satisfeito com a minha vida. Qualidade de vida, então, é um julgamento subjetivo, ou seja, apenas a própria pessoa pode dizer se a tem ou não; se está ou não satisfeita com a sua vida.

Todas as ações da equipe de enfermagem visam ao bem-estar do paciente e da sua família; visam à qualidade de vida.

Vale a pena lembrar, aqui, que toda moeda tem dois lados, certo?

Se todas as ações de enfermagem visam à qualidade de vida, significa que, quando não fazemos o nosso trabalho corretamente, quando não nos atentamos para as necessidades do nosso paciente, corremos o risco de fazer o contrário: podemos diminuir a qualidade de vida de alguém. Ao deixarmos de fazer algo para melhorar a vida, podemos piorar a vida desse alguém.

HUMANIZAÇÃO NO ATENDIMENTO EM URGÊNCIA E EMERGÊNCIA

Lembra-se da história no começo do livro? Vamos imaginar que toda a equipe estivesse voltada para a paciente, todos preocupados em restaurar a sua consciência, quem sabe até os batimentos cardíacos. Agora imagine que você é uma das pessoas que chegou com ela. Um familiar. Como você estaria se sentindo enquanto não recebesse notícias dela, sem saber se ela está viva ou morta? Uma sensação ruim, não é?

Humanizar significa tornar humano. Mas como tornar humano o que já é humano? A questão aqui é outra. O grande foco da humanização é tratar indivíduos como eles são; não esquecer que aquela pessoa de quem estamos cuidando é o amor da vida de alguém. Estranho dizer isso porque é muito óbvio? Nem tanto...

Você já deve ter ouvido falar da desumanização na saúde. Geralmente, por causa de problemas como filas nas unidades, insensibilidade no atendimento, tratamentos desrespeitosos, isolamento dos pacientes de amigos e familiares em procedimentos, consultas e internações, gestão autoritária, degradação nos ambientes de trabalho. A desumanização, conceito que expressa a percepção da população e de trabalhadores da saúde sobre esses problemas, é resultado de condições precárias de trabalho

A sobrecarga, o ambiente estressante, a evolução tecnológica pela qual estamos passando são fatores que podem dificultar o atendimento humanizado, levando ao que se chama de objetificação do paciente. Ou seja, ver o paciente como um objeto. Isso acontece, por exemplo, quando um profissional de saúde realiza um procedimento sem interagir com a pessoa atendida, sem ao menos lhe explicar o procedimento.

Pesquisas apontam, entre os motivos de descontentamento dos usuários de serviços de urgência e emergência, a demora no atendimento, a falta de lugar/acomodação para aguardar o atendimento, a desatenção dos profissionais e a ausência de explicação sobre os motivos da demora no atendimento. Em geral, são problemas relacionados à comunicação dos profissionais de saúde com as pessoas (RIBEIRO; CERVEJEIRA; CEZAR, 2008).

A Política Nacional de Humanização (PNH), criada pelo Ministério da Saúde em 2003, tem o objetivo de efetivar, no atendimento público, os princípios do SUS, que são a universalidade, a integralidade e a equidade.

A universalidade se refere à garantia do direito à saúde por todos os brasileiros. A integralidade está ligada a ações contínuas para a promoção da saúde, a proteção, a cura e a reabilitação. E a equidade diz respeito ao acesso aos serviços – acesso que muitas vezes é prejudicado por causa da desigualdade entre os indivíduos.

A PNH, conhecida pelo programa HumanizaSUS, vê na humanização a valorização dos diferentes sujeitos implicados no processo de produção de saúde: usuários, trabalhadores e gestores (BRASIL, 2010b).

No entanto, "outro fator preocupante que dificulta a concretização dos preceitos da PNH é a inadequação da estrutura física dos serviços hospitalares" (SOUSA *et al.*, 2019). E, aqui, temos de falar de ambiência.

A ambiência se refere à atenção, ao aprimoramento dos espaços físicos onde o cuidado é realizado. Visa à criação de espaços saudáveis; de lugares que sejam de encontro de pessoas, acolhedores e confortáveis; que proporcionem mudanças no processo de trabalho. A ambiência abrange desde adequações na arquitetura, na pintura, na iluminação, até mudanças na forma de interação entre as pessoas envolvidas no atendimento de saúde (BRASIL, 2010b).

Como exemplos de ambiência, é possível citar:

- SALA DE ESPERA ACOLHEDORA, BEM ILUMINADA E VENTILADA, ABRIGADA DAS INTEMPÉRIES CLIMÁTICAS E COM ASSENTOS CONFORTÁVEIS;
- ATENDIMENTO CORDIAL E ATENCIOSO NA ESPERA, COM PRIORIZAÇÃO DOS CASOS MAIS GRAVES;
- EXISTÊNCIA DE SALA ESPECÍFICA PARA A EQUIPE DE SAÚDE CONVERSAR COM ACOMPANHANTES E FAMILIARES EM SITUAÇÕES QUE PEÇAM MAIOR PRIVACIDADE;
- PROFISSIONAIS COM ATITUDE ACOLHEDORA E DE INCLUSÃO.

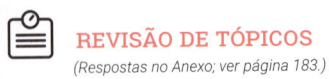

REVISÃO DE TÓPICOS
(Respostas no Anexo; ver página 183.)

2.1 DESCREVA UMA AÇÃO HUMANIZADORA DA EQUIPE DE ENFERMAGEM PARA MELHORAR A QUALIDADE DO ATENDIMENTO DE USUÁRIOS DOS SERVIÇOS DE URGÊNCIAS E EMERGÊNCIA.

_____
_____
_____
_____
_____
_____
_____

2.2 SOBRE A POLÍTICA NACIONAL DE HUMANIZAÇÃO, ASSINALE A ALTERNATIVA CORRETA.

A. ( ) FOI CRIADA PELO GOVERNO FEDERAL EM 1999.
B. ( ) VISA MELHORAR A AMBIENTAÇÃO DOS POSTOS DE ATENDIMENTO DO SUS.
C. ( ) TEM COMO UM DE SEUS OBJETIVOS POTENCIALIZAR A GARANTIA DE ATENÇÃO INTEGRAL, RESOLUTIVA E HUMANIZADA.
D. ( ) BUSCA A PRODUÇÃO DE SAÚDE, COM FOCO NOS MEIOS CURATIVOS.

2.3 QUAIS FATORES AFETAM A QUALIDADE DE VIDA DE USUÁRIOS DE UM SERVIÇO DE URGÊNCIA E EMERGÊNCIA?

_____
_____
_____
_____
_____
_____
_____

ACOLHIMENTO E CLASSIFICAÇÃO DE RISCO

Acolhimento em serviços de saúde é compreendido como atitude de inclusão. É uma atitude de reconhecer o outro como um indivíduo único, praticando a chamada comunicação empática, que basicamente significa se colocar no lugar do outro. A comunicação empática inclui a escuta ativa, ou seja, prestar atenção ao que está sendo dito, interessar-se genuinamente pelo assunto que está sendo tratado. Todo ser humano gosta de ser ouvido. A atenção recebida promove uma sensação de bem-estar. A comunicação empática envolve, ainda, a busca por soluções para os problemas apresentados.

A atitude acolhedora deve ser praticada no serviço de urgência e emergência desde os primeiros momentos do atendimento, quando é feita a classificação de risco.

Ao classificar os pacientes por gravidade e risco de vida e priorizar aqueles que necessitam de atendimento imediato, a equipe de saúde torna o atendimento mais ágil, seguro e justo. Essa medida é uma forma de humanização que beneficia tanto os pacientes como os profissionais, pois traz segurança aos trabalhadores e organiza o fluxo de pacientes por nível de complexidade (SOUSA *et al.*, 2019).

Pela lógica da classificação de risco, o critério de priorização é o agravo à saúde e/ou o grau de sofrimento, e não a ordem de chegada do paciente. A classificação é realizada a partir de protocolos técnicos que permitem ao profissional providenciar, de forma ágil, o atendimento adequado a cada caso (BRASIL, 2010b).

A classificação de risco pode ser executada por enfermeiros, pois não consiste em um diagnóstico prévio de doenças nem exclui pacientes de serem atendidos. Para que seja realizada, é necessário haver um protocolo de atendimento previamente estabelecido em parceria com a equipe médica.

Há vários modelos de protocolos de classificação de risco, que variam de dois a cinco níveis de gravidade. Os mais aceitos atualmente utilizam cinco níveis de gravidade: o Modelo Australiano (*Australasian Triage Scale* ou ATS), o Modelo Canadense (*Canadian Triage Acuity Scale* ou CTAS), o Modelo de Manchester (*Manchester Triage System* ou MTS), o Modelo Americano (*Emergency Severity Index* ou ESI) e o Modelo de Andorra

(*Model Andorrà del Trialge* ou MAT). Na comparação entre esses protocolos, o MTS demonstrou bons resultados (CORDEIRO JUNIOR; TORRES; RAUSCH, 2014) e é bastante utilizado. Esse protocolo usa cores para classificar/identificar o paciente conforme a gravidade.

QUADRO 1. PROTOCOLO DE CLASSIFICAÇÃO DE RISCO MTS.

COR	SIGNIFICADO	ATENDIMENTO
VERMELHO	Paciente com risco iminente de vida	Imediato
LARANJA	Muito urgente	Em até 10 minutos
AMARELO	Urgente	Em até 30 minutos
VERDE	Casos de rotina	Em até 90 minutos
AZUL	Casos que não são considerados de urgência ou emergência	Em até 120 minutos

ORGANIZAÇÃO DOS ESPAÇOS E FLUXOS

A Política Nacional de Humanização prevê que os espaços dos serviços de urgência sejam organizados em três eixos (vermelho, azul e azul pediátrico), conforme a gravidade dos pacientes.

A proposta de desenho se desenvolve pelo menos em dois eixos: o vermelho, correspondente ao paciente grave, com risco de morte, e o azul, relativo ao paciente aparentemente não grave, mas que necessita ou procura o atendimento de urgência.

O eixo vermelho é divido em três áreas distintas: área vermelha, área amarela e área verde. O eixo azul é dividido em três planos, conforme mostra o quadro 2.

QUADRO 2. ESPAÇOS CONFORME A GRAVIDADE DO PACIENTE.

EIXO	ORGANIZAÇÃO		
VERMELHO	ÁREA	CARACTERÍSTICAS	
	Vermelha	Abrange a sala de emergência, para atendimento imediato dos pacientes com risco de morte, e a sala de procedimentos especiais invasivos.	
	Amarela	Composta por uma sala de retaguarda para pacientes já estabilizados, mas que ainda requerem cuidados especiais (pacientes críticos ou semicríticos).	
	Verde	Formada pelas salas de observação, que devem ser divididas por sexo (feminino e masculino) e idade (crianças e adultos), a depender da demanda.	
AZUL	PLANO	CARACTERÍSTICAS	
	1	Recepção, espera, atendimento administrativo.	
	2	Espaço de atendimento médico. Os consultórios devem ser planejados de modo que facilitem e permitam a presença do acompanhante, bem como a individualidade do paciente.	
	3	Áreas de procedimentos médicos e de enfermagem (curativo, sutura, medicação, inalação).	

Fonte: Brasil (2009).

Operacionalmente, o fluxo de atendimento respeita os eixos e as áreas. O paciente é classificado conforme o protocolo de risco e segue para o eixo vermelho ou o azul.

No eixo azul, ele irá para a consulta médica (segundo plano) e de lá poderá ir para o terceiro plano (curativo, sutura, medicação, inalação) ou receber alta. Caso vá para o terceiro plano do eixo azul, ele seguirá para a área verde (observação).

O eixo vermelho se inicia na sala de emergência/sala de procedimentos especiais invasivos (área vermelha), e depois o paciente segue para a área amarela ou para a área azul. A área amarela é destinada aos pacientes que aguardam internação em unidade de cuidados intensivos ou cirurgia. A área verde, como já dito, é destinada a pacientes em observação, cujo destino pode ser a internação hospitalar ou a alta.

Por exemplo, um paciente que chega hemodinamicamente instável, com risco de morte iminente, vai para a sala de emergência (eixo vermelho, área vermelha). Assim que o seu quadro é estabilizado, ele é transferido para a área amarela até que seja transferido a uma unidade de terapia intensiva ou para o centro cirúrgico, conforme a gravidade/necessidade.

EQUIPE INTERDISCIPLINAR

Para que as políticas de humanização – sejam elas de instituições públicas ou privadas – tenham sucesso é necessário o envolvimento de todos os profissionais que atuam nos serviços de urgência e emergência.

Imagine que o segurança que fica na entrada tenha recebido treinamento e saiba identificar os casos que necessitam de atendimento imediato. Esse profissional não fará a triagem, mas será capaz de encaminhar o caso ao enfermeiro responsável, a fim de que a classificação de risco seja realizada com prioridade, tornando o serviço mais resolutivo e eficiente.

Uma das orientações gerais da PNH é que se fortaleça o trabalho em equipe multiprofissional. Também são propostas ações que "assegurem a participação dos trabalhadores nos processos de discussão e decisão, fortalecendo e valorizando os trabalhadores, sua motivação, seu desenvolvimento e seu crescimento profissional" (BRASIL, 2010b, p. 35).

O acolhimento é construído a cada encontro, por meio de saberes, angústias e invenções; é "uma postura capaz de acolher, escutar e dar respostas adequadas aos usuários" em suas diferentes necessidades, sendo resolutivo ou encaminhando o usuário a outro serviço que dê continuidade à assistência à saúde (BRASIL, 2009).

ASPECTOS ÉTICOS E LEGAIS

O novo Código de Ética dos Profissionais da Enfermagem, oficializado pela Resolução Cofen 564/2017 e que entrou em vigor em abril de 2018, em seu art. 22 coloca como responsabilidade e dever do profissional de enfermagem "disponibilizar seus serviços profissionais à comunidade em casos de emergência, epidemia e catástrofe, sem pleitear vantagens pessoais" (Cofen, 2018). Já o art. 26 proíbe que o profissional negue "assistência de enfermagem em qualquer situação que se caracterize como urgência ou emergência".

O art. 5º afirma que é responsabilidade e dever de todo profissional da enfermagem "exercer a profissão com justiça, compromisso, equidade, resolutividade, dignidade, competência, responsabilidade, honestidade e lealdade". O art. 6º descreve como uma das responsabilidades e dos deveres dos profissionais da enfermagem "fundamentar suas relações no direito, na prudência, no respeito, na solidariedade e na diversidade de opinião e posição ideológica", o que complementa o art. 5º (Cofen, 2018).

Ou seja, a humanização está presente no código de ética e parece ser algo óbvio a ser respeitado, não é?

Nem sempre... Em uma rápida análise nos processos éticos registrados na 22ª edição da publicação oficial do Conselho Regional de Enfermagem de São Paulo (2018), é possível observar que, dos 12 profissionais que foram punidos com censura, todos violaram o art. 5º, além dos artigos 46 e 56, e 10 profissionais violaram o art. 6º. Os argumentos para tais violações podem ser inúmeros, porém não justificam as condutas inadequadas, pois o código de ética está disponível em sua íntegra na internet.[1]

O art. 56 determina como proibição "executar e determinar a execução de atos contrários ao código de ética e às demais normas que regulam o exercício da enfermagem". Ou seja, você precisa conhecer o código e as demais normas que regulamentam o exercício da enfermagem, pois, se não os cumprir, poderá sofrer processo ético, advertência, censura ou até, em casos mais graves, cassação do direito de exercer a profissão.

A Lei 7.498/1986, como vimos anteriormente, é a que regula o exercício profissional da enfermagem. Nessa lei são apresentadas as atribuições que competem a cada categoria profissional da enfermagem. O conteúdo também tem pode ser lido na íntegra, na internet.[2]

---

[1] Disponível em: http://www.cofen.gov.br/wp-content/uploads/2012/03/resolucao_311_anexo.pdf. Acesso em: 8 jan. 2020.

[2] Disponível em: http://www.planalto.gov.br/ccivil_03/LEIS/L7498.htm. Acesso em: 8 jan. 2020.

REVISÃO DE TÓPICOS
(Respostas no Anexo; ver página 183.)

2.4 UMA TÉCNICA DE ENFERMAGEM, TRABALHANDO EM UM HOSPITAL PRIVADO, DURANTE UM PLANTÃO NOTURNO TOMOU A DECISÃO DE EXECUTAR A CLASSIFICAÇÃO DE RISCO DE ALGUNS PACIENTES QUE AGUARDAVAM NA SALA DE ESPERA DO PRONTO ATENDIMENTO, EM RAZÃO DA FALTA DE ENFERMEIROS NAQUELE DIA. CONSIDERANDO ESSA SITUAÇÃO HIPOTÉTICA E COM BASE NA LEI DO EXERCÍCIO PROFISSIONAL DE ENFERMAGEM (7.498/1986), A TOMADA DE DECISÃO DA TÉCNICA FOI CORRETA?

2.5 UMA ENFERMEIRA, AO ABRIR A PORTA DE UMA ENFERMARIA, DERRUBOU UM PACIENTE QUE SE ENCONTRAVA LOGO ATRÁS. AO CAIR, O PACIENTE QUEBROU UM DENTE. DIANTE DESSE CASO, ASSINALE A ALTERNATIVA QUE ANALISA O OCORRIDO CORRETAMENTE

- A. ( ) A ENFERMEIRA COMETEU UM ATO MORAL[3] E DEVE SER RESPONSABILIZADA PELAS CONSEQUÊNCIAS.
- B. ( ) A ENFERMEIRA NÃO PRATICOU UM ATO QUE POSSA SER CONSIDERADO MORAL PORQUE NÃO TEVE A INTENÇÃO DE COMETÊ-LO.
- C. ( ) O ATO COMETIDO PELA ENFERMEIRA FOI IMORAL.
- D. ( ) A ENFERMEIRA COMETEU UMA INFRAÇÃO ÉTICA, POIS HOUVE OMISSÃO.

2.6 LEIA O CASO ABAIXO PARA RESPONDER À QUESTÃO PROPOSTA.

"Em depoimento à polícia, a auxiliar de enfermagem disse que usou a tesoura porque estava com dificuldade para retirar o curativo e não percebeu que tinha atingido o dedo da criança. A mãe da menina, entretanto, contesta a versão. 'Ela simplesmente enfiou a tesoura. Ela nem tentou tirar com a mão, só colocou a tesoura e cortou', disse Monica Luiza de Oliveira" (Auxiliar de enfermagem..., 2011).

ASSINALE A ALTERNATIVA QUE, DE ACORDO COM O CÓDIGO DE ÉTICA DOS PROFISSIONAIS DE ENFERMAGEM, É UMA CIRCUNSTÂNCIA AGRAVANTE DA INFRAÇÃO COMETIDA PELA PROFISSIONAL.

- A. ( ) COMETER INFRAÇÃO DOLOSAMENTE.
- B. ( ) REALIZAR ATOS SOB COAÇÃO E/OU INTIMIDAÇÃO.
- C. ( ) REALIZAR ATOS SOB EMPREGO REAL DE FORÇA FÍSICA.
- D. ( ) TER CONFESSADO ESPONTANEAMENTE A AUTORIA DA INFRAÇÃO.

---

[3] O ato moral é aquele considerado incorreto pelos costumes de uma comunidade, embora não fira o código de ética.

QUALIDADE E SEGURANÇA NA ASSISTÊNCIA

Para atingir a qualidade em saúde, é necessário estabelecer e entender os elementos que a compõem. Segundo Avedis Donabedian, falecido médico libanês que estudou amplamente o assunto e se tornou referência, os fatores capazes de interferir na qualidade em saúde podem ser classificados em três categorias: processo, estrutura e resultados.

FATORES QUE INTERFEREM NA QUALIDADE DOS SERVIÇOS DE SAÚDE

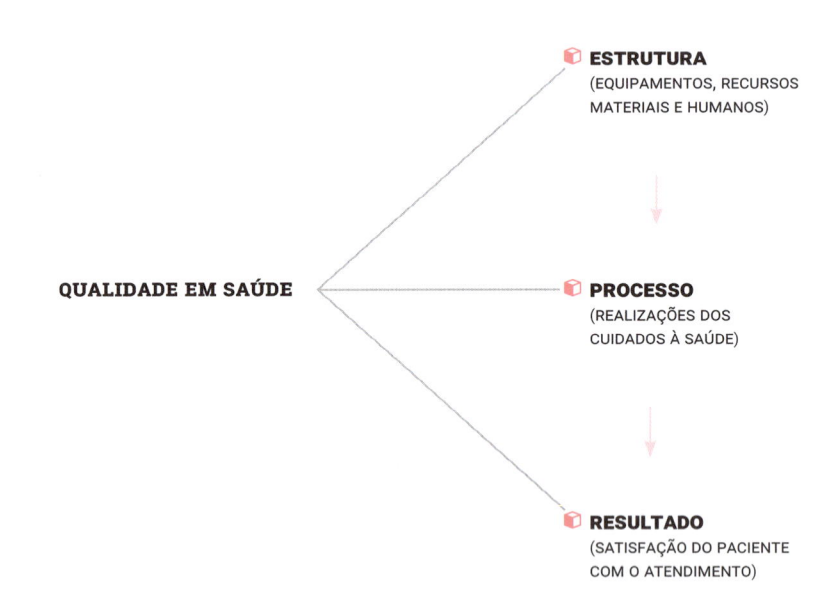

QUALIDADE EM SAÚDE

- **ESTRUTURA** (EQUIPAMENTOS, RECURSOS MATERIAIS E HUMANOS)
- **PROCESSO** (REALIZAÇÕES DOS CUIDADOS À SAÚDE)
- **RESULTADO** (SATISFAÇÃO DO PACIENTE COM O ATENDIMENTO)

Fonte: Donabedian (1988).

Aprofundando seus estudos, Donabedian (1990) estabeleceu sete atributos dos cuidados de saúde que definem a qualidade: eficácia, efetividade, eficiência, otimização, aceitabilidade, legitimidade e equidade. Esses atributos ficaram conhecidos como os sete pilares da qualidade.

- **EFICÁCIA:** A HABILIDADE DO CUIDADO, NO SEU MELHOR, PARA APERFEIÇOÁ-LO.
- **EFETIVIDADE:** O GRAU EM QUE AS MELHORIAS POSSÍVEIS DE SAÚDE SÃO REALIZADAS; FAZER O MELHOR QUE É POSSÍVEL SER FEITO.
- **EFICIÊNCIA:** A HABILIDADE DE OBTER O MELHOR RESULTADO NAS MELHORIAS DE SAÚDE PELO MENOR CUSTO.
- **OTIMIZAÇÃO:** O BALANÇO MAIS VANTAJOSO ENTRE O VALOR GASTO E O RESULTADO ATINGIDO, MELHORANDO OS PROCESSOS EXISTENTES.
- **ACEITABILIDADE:** A CONFORMIDADE COM AS PREFERÊNCIAS DO PACIENTE RELATIVAS À ACESSIBILIDADE, AO RELACIONAMENTO PACIENTE–PROFISSIONAL E AOS EFEITOS E CUSTOS DO CUIDADO.
- **LEGITIMIDADE:** A CONFORMIDADE COM AS PREFERÊNCIAS DA SOCIEDADE EM GERAL; TER O RECONHECIMENTO SOCIAL POR ATENDER ÀS EXPECTATIVAS DA SOCIEDADE.
- **EQUIDADE:** A IGUALDADE NA DISTRIBUIÇÃO DOS CUIDADOS E SEUS EFEITOS NA SAÚDE; IMPARCIALIDADE NO ATENDIMENTO.

Assim, a busca pela qualidade envolve considerar as preferências do paciente e também as preferências sociais.

Em outro estudo, já nos anos 2000, o Instituto de Medicina (IOM) dos Estados Unidos passou a incorporar o quesito "segurança do paciente" como um atributo da qualidade, junto com outros cinco atributos que refletiam aqueles pilares de Donabedian. A ideia se alinha com o conceito de segurança do paciente da Organização Mundial da Saúde (OMS) adotada pela Portaria 529/2013 do Ministério da Saúde: reduzir a um mínimo aceitável o risco de dano desnecessário associado ao cuidado de saúde (BRASIL, 2014a).

Reforçando a percepção global sobre a importância do assunto, em 2004 a OMS lançou a Aliança Mundial para a Segurança do Paciente, que trabalha para elevar o compromisso político, por parte dos Estados membros, com a melhoria da segurança nos cuidados de saúde. Para isso, a Aliança propôs dois desafios globais: "Uma assistência limpa é uma assistência mais segura" e "Cirurgias seguras salvam vidas". O primeiro desafio foca a prevenção das infecções relacionadas à assistência à saúde, e o segundo visa ao estabelecimento de medidas que melhorem a confiabilidade e a segurança de intervenções cirúrgicas (BRASIL, 2017a).

No Brasil, a RDC nº 36, de 25 de julho de 2013, orientou a criação de estratégias para estabelecer (e manter) a qualidade e a segurança nos serviços de saúde:

- A IDENTIFICAÇÃO, A ANÁLISE, A AVALIAÇÃO, O MONITORAMENTO E A COMUNICAÇÃO DOS RISCOS, DE FORMA SISTEMÁTICA;
- A INTEGRAÇÃO DOS DIFERENTES PROCESSOS DE GESTÃO DE RISCO DESENVOLVIDOS;
- A IMPLEMENTAÇÃO DE PROTOCOLOS ESTABELECIDOS PELO MINISTÉRIO DA SAÚDE;
- A IDENTIFICAÇÃO DO PACIENTE;
- A HIGIENE DAS MÃOS;
- A SEGURANÇA CIRÚRGICA;
- A SEGURANÇA NA PRESCRIÇÃO, NO USO E NA ADMINISTRAÇÃO DE MEDICAMENTOS;
- A SEGURANÇA NA PRESCRIÇÃO, NO USO E NA ADMINISTRAÇÃO DE SANGUE E HEMOCOMPONENTES;
- A SEGURANÇA NO USO DE EQUIPAMENTOS E MATERIAIS;
- A MANUTENÇÃO DE REGISTRO ADEQUADO DO USO DE ÓRTESES E PRÓTESES;
- A PREVENÇÃO DE QUEDAS DOS PACIENTES;
- A PREVENÇÃO DE ÚLCERAS POR PRESSÃO;
- A PREVENÇÃO E O CONTROLE DE EVENTOS ADVERSOS NOS SERVIÇOS DE SAÚDE, INCLUINDO AS INFECÇÕES RELACIONADAS À ASSISTÊNCIA À SAÚDE;
- A SEGURANÇA NAS TERAPIAS NUTRICIONAIS ENTERAL E PARENTERAL;
- A COMUNICAÇÃO EFETIVA ENTRE PROFISSIONAIS DO SERVIÇO DE SAÚDE E ENTRE SERVIÇOS DE SAÚDE;
- O ESTÍMULO À PARTICIPAÇÃO DO PACIENTE E DOS FAMILIARES NA ASSISTÊNCIA PRESTADA;
- A PROMOÇÃO DO AMBIENTE SEGURO.

PROTOCOLOS BÁSICOS

Para viabilizar as estratégias e ações apresentadas na RDC 36/2013, o Ministério da Saúde estabeleceu seis protocolos básicos para a segurança nos serviços: de identificação do paciente; para a prática de higiene das mãos; para prevenção de úlcera por pressão; na prescrição, no uso e na administração de medicamentos; de prevenção de quedas; para cirurgia segura (BRASIL, 2013a).

PROTOCOLO DE IDENTIFICAÇÃO DO PACIENTE

OBJETIVO: PREVENIR A OCORRÊNCIA DE ERROS E ENGANOS QUE POSSAM OCASIONAR DANOS AO PACIENTE.

- HAVER NO MÍNIMO DOIS IDENTIFICADORES DO PACIENTE.
- HAVER PULSEIRA DE IDENTIFICAÇÃO DO PACIENTE NA COR BRANCA, DE PREFERÊNCIA COM ETIQUETA IMPRESSA CONTENDO NOME COMPLETO, DATA DE NASCIMENTO E REGISTRO DE ATENDIMENTO (RA).
- COLOCAR A PULSEIRA IMEDIATAMENTE NO MEMBRO SUPERIOR DIREITO OU EM OUTRO DEFINIDO PELA INSTITUIÇÃO NO MOMENTO DA ADMISSÃO, CONFERINDO OS DADOS CONTIDOS NA PULSEIRA COM O PACIENTE, O RESPONSÁVEL LEGAL OU O ACOMPANHANTE.

PROTOCOLO PARA A PRÁTICA DE HIGIENE DAS MÃOS

OBJETIVO: PREVENIR E CONTROLAR AS INFECÇÕES RELACIONADAS À ASSISTÊNCIA À SAÚDE.

- LAVAR AS MÃOS COM ÁGUA E SABÃO QUANDO ELAS ESTIVEREM VISIVELMENTE SUJAS OU CONTAMINADAS E USAR UMA LOÇÃO À BASE DE ÁLCOOL QUANDO AS MÃOS NÃO ESTIVEREM VISIVELMENTE SUJAS.
- APLICAR OS CINCO MOMENTOS DA HIGIENIZAÇÃO DAS MÃOS, MOSTRADOS NA FIGURA.

OS CINCO MOMENTOS DA HIGIENIZAÇÃO DAS MÃOS

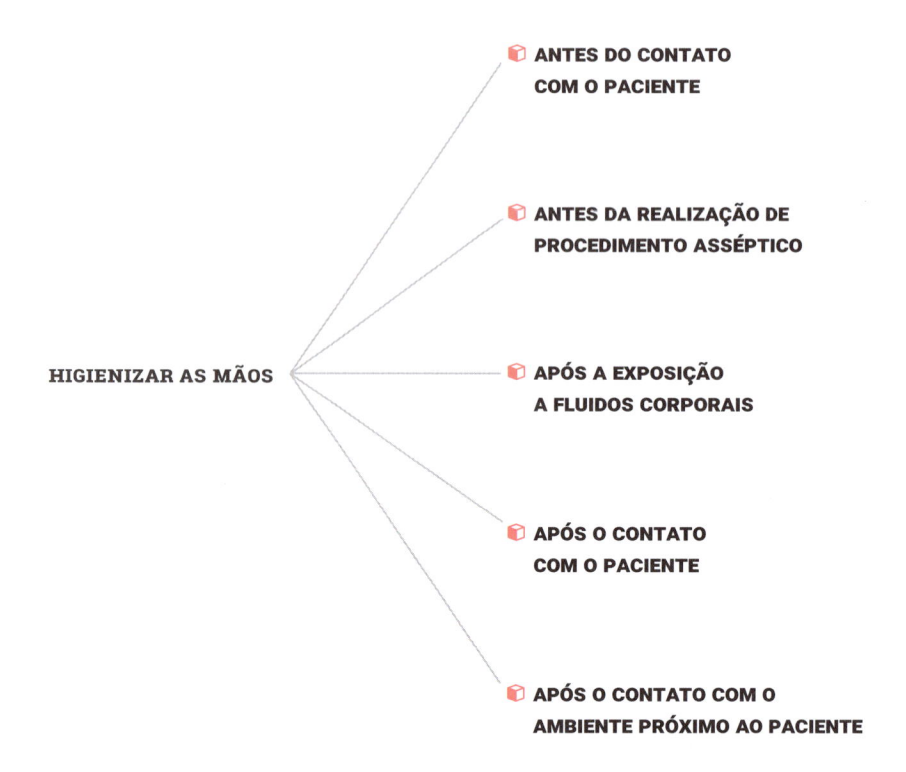

HIGIENIZAR AS MÃOS
- ANTES DO CONTATO COM O PACIENTE
- ANTES DA REALIZAÇÃO DE PROCEDIMENTO ASSÉPTICO
- APÓS A EXPOSIÇÃO A FLUIDOS CORPORAIS
- APÓS O CONTATO COM O PACIENTE
- APÓS O CONTATO COM O AMBIENTE PRÓXIMO AO PACIENTE

Fonte: Brasil (2013a).

PROTOCOLO PARA PREVENÇÃO DE ÚLCERA POR PRESSÃO

OBJETIVO: PREVENIR LESÕES DE PELE, QUE SÃO POTENCIAIS FOCOS DE INFECÇÃO.

- AVALIAR AS ÁREAS SUSCETÍVEIS NO ATO DA ADMISSÃO E A CADA 24 HORAS.
- CONTROLAR A UMIDADE DA PELE (MANTÊ-LA SECA E HIDRATADA).
- OTIMIZAR A NUTRIÇÃO E A HIDRATAÇÃO.
- MINIMIZAR A PRESSÃO (PRINCIPALMENTE SOBRE PROEMINÊNCIAS ÓSSEAS)

PROTOCOLO DE SEGURANÇA NA PRESCRIÇÃO, NO USO E NA ADMINISTRAÇÃO DE MEDICAMENTOS

OBJETIVO: EVITAR ERROS NA ADMINISTRAÇÃO DE MEDICAMENTOS.

- VERIFICAR O PROTOCOLO DA INSTITUIÇÃO NA QUAL TRABALHA OU REALIZA ESTÁGIO.
- SEGUIR A REGRA DOS NOVE CERTOS.

PACIENTE CERTO: CONFIRMAR O NOME DO PACIENTE NA PRESCRIÇÃO, CONFIRMAR O NOME DO PACIENTE NA PULSEIRA DE IDENTIFICAÇÃO E, QUANDO POSSÍVEL, CONFIRMAR O NOME DO PACIENTE COM O PRÓPRIO PACIENTE OU COM O RESPONSÁVEL OU ACOMPANHANTE.

MEDICAMENTO CERTO: CONFIRMAR NA PRESCRIÇÃO MÉDICA DO PACIENTE O NOME DO MEDICAMENTO, LER O RÓTULO DO MEDICAMENTO, ESCLARECER DÚVIDAS.

VIA CERTA: CONFIRMAR A VIA DE ADMINISTRAÇÃO NA PRESCRIÇÃO MÉDICA E ESCLARECER DÚVIDAS.

HORA CERTA: ADMINISTRAR O MEDICAMENTO SEMPRE NA HORA PRESCRITA, EVITANDO ATRASOS.

DOSE CERTA: CONFIRMAR ATENTAMENTE A DOSE PRESCRITA DO MEDICAMENTO, BEM COMO A UNIDADE DE MEDIDA.

REGISTRO CERTO DA ADMINISTRAÇÃO DO MEDICAMENTO: CHECAR A PRESCRIÇÃO MÉDICA E, NAS ANOTAÇÕES DE ENFERMAGEM, ESCREVER A MEDICAÇÃO REALIZADA, A HORA, A VIA DE ADMINISTRAÇÃO, BEM COMO OS MEDICAMENTOS QUE FORAM RECUSADOS PELO PACIENTE OU QUE NÃO FORAM ADMINISTRADOS, INFORMANDO A CAUSA DA RECUSA OU DA NÃO ADMINISTRAÇÃO.

ORIENTAÇÃO CERTA: INFORMAR O PACIENTE SOBRE QUAL MEDICAMENTO ESTÁ SENDO ADMINISTRADO, DOSE, INDICAÇÃO E FREQUÊNCIA DA ADMINISTRAÇÃO.

FORMA FARMACÊUTICA CERTA: VERIFICAR SE A FORMA FARMACÊUTICA E A VIA DE ADMINISTRAÇÃO PRESCRITAS SÃO APROPRIADAS À CONDIÇÃO CLÍNICA DO PACIENTE.

RESPOSTA CERTA: OBSERVAR SE O MEDICAMENTO TEVE O EFEITO DESEJADO E SE HOUVE REAÇÕES ADVERSAS.

PROTOCOLO DE PREVENÇÃO DE QUEDAS

OBJETIVO: PREVENIR DANOS AO PACIENTE DECORRENTES DESSE TIPO DE EVENTO.

- AVALIAR RISCO DE QUEDA.
- IDENTIFICAR OS PACIENTES QUE POSSUEM TAL RISCO.

PROTOCOLO PARA CIRURGIA SEGURA

OBJETIVO: REDUZIR A OCORRÊNCIA DE INCIDENTES E EVENTOS ADVERSOS, BEM COMO A MORTALIDADE CIRÚRGICA.

- FAZER CHECAGEM EM TRÊS MOMENTOS DISTINTOS (ANTES DA INDUÇÃO ANESTÉSICA, ANTES DA INCISÃO CIRÚRGICA E ANTES DE O PACIENTE SAIR DA SALA DE OPERAÇÕES).

REVISÃO DE TÓPICOS
(Respostas no Anexo; ver página 183.)

2.7 O PROCESSO DE AVALIAÇÃO DA QUALIDADE DOS SERVIÇOS DE SAÚDE VEM SENDO DESENVOLVIDO HÁ DÉCADAS. A LITERATURA APONTA O MODELO DE DONABEDIAN COMO PRECURSOR DE METODOLOGIAS DE AVALIAÇÃO DA QUALIDADE. NESSE MODELO, HOJE CONSIDERADO UM CLÁSSICO E A PARTIR DO QUAL DIVERSOS OUTROS FORAM CRIADOS, A QUALIDADE É AVALIADA EM TRÊS DIMENSÕES FUNDAMENTAIS. ASSINALE A ALTERNATIVA QUE APRESENTA ESSAS TRÊS DIMENSÕES.

A. ( ) ESTRUTURA, PADRÃO E CRITÉRIO.
B. ( ) PADRÃO, PROCESSO E RECURSOS.
C. ( ) RECURSO, CRITÉRIO E RESULTADO.
D. ( ) ESTRUTURA, PROCESSO E RESULTADO.

2.8 QUAIS SÃO AS ORIENTAÇÕES PARA A IDENTIFICAÇÃO DO PACIENTE NO SERVIÇO DE URGÊNCIA E EMERGÊNCIA, SEGUNDO O PROTOCOLO DA ANVISA?

_____
_____
_____
_____
_____
_____

2.9 EM GERAL, A HIGIENIZAÇÃO COM SABONETE LÍQUIDO REMOVE A MICROBIOTA TRANSITÓRIA, TORNANDO AS MÃOS LIMPAS. ESSE NÍVEL DE DESCONTAMINAÇÃO É SUFICIENTE PARA OS CONTATOS SOCIAIS EM GERAL E PARA A MAIORIA DAS ATIVIDADES PRÁTICAS NOS SERVIÇOS DE SAÚDE. EM RELAÇÃO À HIGIENIZAÇÃO DAS MÃOS, ANALISE AS AFIRMATIVAS ABAIXO.

I. A eficácia da higienização simples das mãos com água e sabonete depende da técnica e do tempo gasto durante o procedimento, que normalmente é de 40 a 60 segundos.

II. Ao higienizar as mãos, obedecer à sequência: palmas das mãos, dorso das mãos; espaços interdigitais; punhos. Secar completamente utilizando toalhas de papel descartáveis.

III. As mãos devem ser higienizadas em momentos essenciais e necessários de acordo com o fluxo de cuidados assistenciais; assim, há três momentos de higienização das mãos: 1) antes de tocar o paciente; 2) após tocar o paciente; 3) após remover as luvas.

DIANTE DO EXPOSTO, ESTÁ CORRETO APENAS O QUE SE AFIRMA EM:

A. ( ) I.
B. ( ) II.
C. ( ) III.
D. ( ) I E II.

TECNOLOGIAS EM ASSISTÊNCIA DE URGÊNCIA E EMERGÊNCIA

Quando se fala em tecnologia, muita gente associa o termo a equipamentos avançados, computadores, etc. Mas é importante compreender que tecnologias também abrangem saberes e habilidades, e não apenas instrumentos ou equipamentos tecnológicos (monitores de sinais vitais, por exemplo). Um instrumento é apenas uma ferramenta originada pela tecnologia (SANTOS; FROTA; MARTINS, 2016). Tecnologia consiste em algo que, desenvolvido, facilita a realização de um trabalho, bem como viabiliza o entendimento e a aplicação de uma ação.

Em enfermagem em serviços de urgência e emergência, temos a Sistematização da Assistência em Enfermagem como um exemplo de tecnologia em saúde, pois a SAE tem como objetivo incrementar as ações em saúde.

A utilização de equipamentos que facilitam uma ação é tão antiga quanto a humanidade. Instrumentos cortantes, usados na Idade da Pedra Lascada, são exemplos de tecnologia pré-histórica.

E o que podemos utilizar nos dias atuais para nos auxiliar no atendimento de urgência e emergência?

São diversos os instrumentos empregados desde a coleta inicial de dados até o diagnóstico e o tratamento definitivo. Podemos citar os prontuários eletrônicos, que substituíram os de papel e tornaram os dados do paciente mais acessíveis a toda a equipe; os exames diagnósticos de alta precisão; os dispositivos de acesso vascular periféricos, os quais minimizam o risco de acidentes com perfurocortantes, entre outros muitos exemplos que serão apresentados neste capítulo.

MONITOR MULTIPARÂMETROS

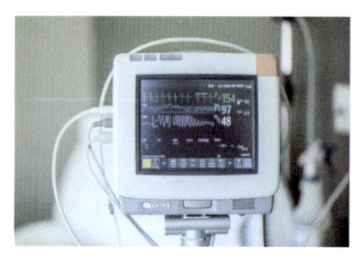

MONITOR MULTIPARÂMETROS.

É utilizado para a monitorização contínua de parâmetros hemodinâmicos em pacientes hemodinamicamente instáveis ou sob risco de instabilização. Mostra simultaneamente dados como traçado eletrocardiográfico, frequência cardíaca, temperatura corporal, pressão arterial (sistólica, diastólica e média), frequência respiratória, conforme a necessidade de cada paciente e a disponibilidade da instituição.

ASSISTÊNCIA DE ENFERMAGEM — USO DO MONITOR MULTIPARÂMETROS

» Assegurar o correto posicionamento dos eletrodos, bem como a fixação no tórax do paciente.
» Observar, anotar e comunicar alterações no ritmo e na frequência cardíacos.
» Realizar limpeza conforme especificações do manual do aparelho.
» Manter cabos limpos e livres de emaranhados; não os dobrar.
» Observar, anotar e comunicar mau funcionamento do monitor multiparâmetros.

OXÍMETRO DE PULSO

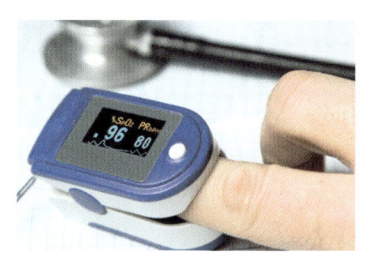

OXÍMETRO DE PULSO.

O oxímetro de pulso pode ser um equipamento acoplado ao monitor multiparâmetros ou não. É utilizado em todos os pacientes cuja monitorização da saturação de oxigênio (oximetria) seja necessária. Monitora indiretamente a oximetria do paciente por meio da emissão de feixes de luz em partes translúcidas do corpo, como a ponta dos dedos e o lóbulo da orelha.

ASSISTÊNCIA DE ENFERMAGEM – USO DO OXÍMETRO DE PULSO

» Assegurar o correto posicionamento do oxímetro de pulso (nas pontas dos dedos da mão).
» Observar, anotar e comunicar alterações de saturação de oxigênio (SpO2 < 95%) ou conforme prescrição de enfermagem.
» Observar, anotar e comunicar sinais de má perfusão periférica, como cianose de extremidades, pois a má perfusão periférica dificulta ou impossibilita a leitura da oximetria. A cianose de extremidades é caracterizada pela coloração azulada na ponta dos dedos.
» Manter o oxímetro de pulso limpo e seco, a fim de assegurar o bom funcionamento.

CARRO DE EMERGÊNCIA

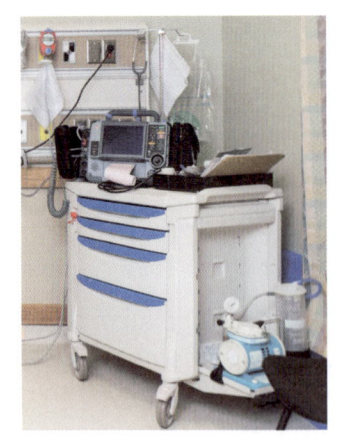

CARRO DE EMERGÊNCIA.

No carro de emergência são armazenados os principais equipamentos, medicamentos e produtos utilizados em emergências médicas, como adrenalina, amiodarona e manitol. Esses recursos ficam armazenados em gavetas por ordem de utilização, ou seja, os medicamentos mais requeridos localizam-se na primeira gaveta (mais acessível), bem como seringas e agulhas usadas para a administração dessas drogas. O carrinho deve conter ainda uma prancha curta (também chamada de tábua cardíaca) e um monitor multiparâmetros.

A prancha curta é utilizada como superfície rígida para realizar as compressões torácicas em superfície macia (por exemplo, o colchão do leito). Deve ficar acessível, fixada na lateral do carro de emergência ou na frente das gavetas. Para ser usada, basta puxá-la.

O monitor multiparâmetros deve ficar em base móvel, na parte superior do carro de emergência, e ser equipado com:

- NO MÍNIMO TRÊS DERIVAÇÕES DE ELETROCARDIOGRAMA;
- CARDIOVERSOR/DESFIBRILADOR BIFÁSICO COM MARCA-PASSO EXTERNO;
- PÁS COM MONITORIZAÇÃO ELETROCARDIOGRÁFICA.

A American Heart Association (AHA) dividiu o conteúdo dos carros em níveis de prioridade (Diretriz de apoio..., 2003):

- **NÍVEL I:** ITENS ESSENCIAIS, QUE DEVEM ESTAR DISPONÍVEIS IMEDIATAMENTE;

- **NÍVEL II:** ITENS ALTAMENTE RECOMENDADOS, QUE DEVEM ESTAR DISPONÍVEIS NO MÁXIMO EM 15 MINUTOS;
- **NÍVEL III:** ITENS RECOMENDADOS, MAS OPCIONAIS.

Ainda segundo a AHA, caso as drogas e os equipamentos classificados como nível II não possam estar disponíveis na unidade para acesso em até 15 minutos, devem permanecer nos carros de emergência.

> A LISTA COMPLETA DOS ITENS ESSENCIAIS PODE SER LIDA NA INTERNET.[1]

Em relação a essas diretrizes da AHA de 2003, vale a pena ressaltar que depois dela ocorreram algumas atualizações. Um exemplo é a droga atropina, que em 2010 foi removida das diretrizes relativas a reanimação cardiopulmonar (RCP) da AHA, por não ter benefício comprovado nos casos de atividade elétrica sem pulso (AESP) e na assistolia.

ASSISTÊNCIA DE ENFERMAGEM – USO DO CARRO DE EMERGÊNCIA

- » Conhecer o carro de emergência, a localização dos itens essenciais e a sua localização na unidade.
- » Reconhecer situações de emergência e informar à equipe a ocorrência delas, levando o carro de emergência prontamente para a beira do leito do paciente.
- » Monitorizar o paciente no monitor multiparâmetros do carro de emergência tão logo quanto possível.
- » Aplicar gel condutor nas pás do cardioversor/desfibrilador durante situações em que o carro de emergência esteja em uso, tornando-as aptas para pronta utilização.
- » Aplicar os demais cuidados de enfermagem ao paciente em PCR (ver páginas 96-98).

---

1 Disponível em: http://www.scielo.br/pdf/abc/v81s4/20229. Acesso em: 13 jan. 2020.

UNIDADE MANUAL DE VENTILAÇÃO ARTIFICIAL (AMBU)

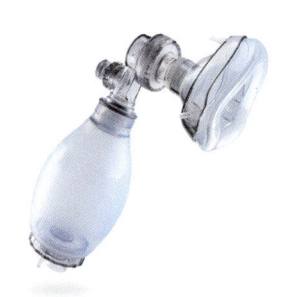

AMBU.

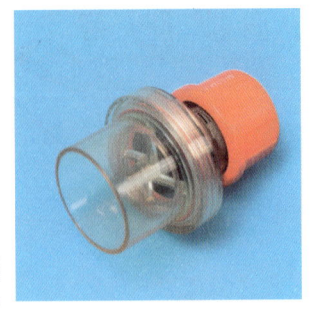

VÁLVULA DE PEEP, UMA DAS PARTES DO AMBU.

A unidade manual de ventilação artificial (ambu)[2] é um dos itens essenciais do carro de emergência. O ambu é composto por partes distintas que devem ser devidamente conectadas antes do uso. São partes da unidade manual de ventilação artificial: máscara, válvula de PEEP, válvula superior, balão, válvula inferior, válvula do reservatório, extensão para conectar em oxigênio, reservatório. Possui três tamanhos: neonatal, pediátrico e adulto.

O ambu é utilizado para ventilar pacientes em parada respiratória ou em gasping (respiração agônica). O uso consiste em posicionar a máscara na face do paciente e comprimir o balão, realizando cerca de 10 a 12 compressões por minuto, empurrando o ar para dentro dos pulmões da pessoa atendida.

ASSISTÊNCIA DE ENFERMAGEM – MANUSEIO DO AMBU

» Conectar as partes da unidade manual de ventilação artificial e testá-la antes do uso.
» Posicionar a máscara corretamente sobre a face do paciente, envolvendo boca e nariz.
» Segurar a máscara com uma das mãos, de forma que se evite o escape de ar pela máscara durante as compressões do balão.
» Aplicar os demais cuidados de enfermagem ao paciente em PCR (ver páginas 96-98).

---

2 Ambu é a sigla de *artificial manual breathing unit*.

DESFIBRILADOR

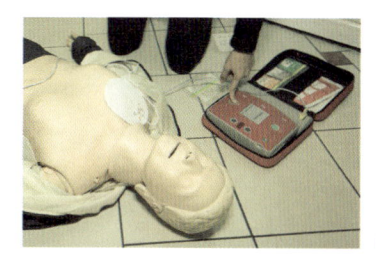

DEA.

O desfibrilador externo automático (DEA) é um objeto portátil indicado para tratamento de arritmias em caso de parada cardiorrespirátoria. Ele difere do desfibrilador convencional porque pode analisar o ritmo cardíaco e determinar se a desfibrilação é necessária; isso elimina a necessidade de o operador interpretar o sinal de eletrocardiograma (ECG) antes da desfibrilação.

O DEA é capaz de identificar ritmos que necessitam de terapia com choque e guiar o usuário. Ou seja, ele determina se o choque é recomendado e indica, via comando verbal eletrônico, os passos a serem realizados. O aparelho aplica um pulso de corrente de grande amplitude no coração para restituir o ritmo normal dos batimentos cardíacos em pacientes que apresentam fibrilação ventricular (FV) ou taquicardia ventricular (TV).

O desfibrilador externo automático foi concebido para ser utilizado principalmente em situações de emergência nas quais os operadores não são treinados no suporte avançado de vida (SAV), como bombeiros e agentes policiais.

O Parecer Normativo 002/2017 do Cofen autoriza o uso do DEA por técnicos e auxiliares de enfermagem, sob supervisão do enfermeiro.

ASSISTÊNCIA DE ENFERMAGEM – USO DO DESFIBRILADOR

- » Posicionar adequadamente as pás do DEA sobre o tórax do paciente, conforme indicado nas pás.
- » Seguir rigorosamente as instruções de voz do DEA.
- » Aplicar os demais cuidados de enfermagem ao paciente em PCR (ver páginas 96-98).

COLAR CERVICAL

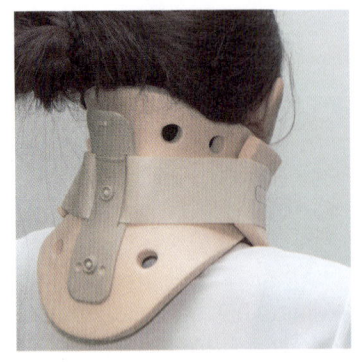

COLAR CERVICAL.

Utilizado para estabilizar a coluna cervical do paciente com a finalidade de evitar traumatismo raquimedular e lesão de coluna cervical. É essencial para a remoção de vítimas de politraumatismo. O colar cervical é confeccionado com material resistente que, ao ser colocado ao redor do pescoço, permite a imobilização deste.

ASSISTÊNCIA DE ENFERMAGEM – MANUSEIO DO COLAR CERVICAL

» Medir o tamanho do colar comparando-o com o pescoço da vítima em posição neutra e alinhamento mentoesternal (queixo alinhado com o tórax).
» Não movimentar o pescoço do paciente ao colocar o colar, respeitando as instruções do fabricante.
» Aplicar os demais cuidados de enfermagem ao paciente vítima de trauma (ver páginas 132-140).

PRANCHA LONGA

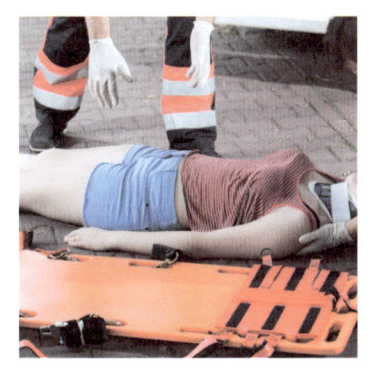

PRANCHA LONGA.

As pranchas longas são utilizadas para transporte e imobilização do paciente no atendimento pré-hospitalar. É muito comum que vítimas de trauma cheguem com o corpo apoiado nessas pranchas, as quais são retiradas assim que possível, com todo o cuidado e a técnica necessários.

ASSISTÊNCIA DE ENFERMAGEM – MANUSEIO DA PRANCHA LONGA

» Antes da utilização da prancha longa, realizar os procedimentos abaixo.
   1. Colocar o colar cervical na vítima, para estabilizar a coluna cervical.
   2. Imobilizar possíveis fraturas.
   3. Remover ou desatar os tirantes ("fitas" que imobilizam a vítima na prancha).
   4. Alinhar o paciente segurando a parte mais anterior do membro e a mais posterior (nos membros superiores, segurar braço próximo ao ombro e ao punho, para alinhá-los ao corpo; nos membros inferiores, segurar região de trocanter do fêmur – próximo à pelve – e tornozelo).
   5. Posicionar a prancha ao lado do paciente, do lado oposto àquele em que será realizado o rolamento a 90 graus (lateralização do paciente em bloco).

» Após colocar colocar a vítima na prancha, realizar os procedimentos a seguir.
   1. Manter cervical estabilizada com colar cervical.
   2. Lateralizar o paciente, movimentando-o em bloco (rolamento a 90 graus), sempre do lado oposto ao das lesões mais graves.
   3. Posicionar a prancha no solo o mais próximo possível do dorso da pessoa.
   4. Colocar a pessoa de volta ao decúbito dorsal, movimentando-a em bloco.
   5. Posicionar a pessoa adequadamente sobre a prancha (alinhar com a prancha), também em bloco.
   6. Colocar os estabilizadores de cabeça, posicionando-os a partir dos ombros em direção à cabeça, para impedir movientos laterais. Fixar com os tirantes.
   7. Imobilizar a vítima na prancha com os tirantes, preferencialmente o tirante aranha.
» Aplicar os demais cuidados de enfermagem ao paciente vítima de trauma (ver páginas 132-140).

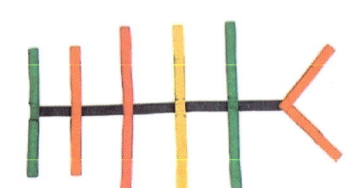

TIRANTE ARANHA.

MANTA DE AQUECIMENTO

A manta térmica aluminizada é utilizada para manter o aquecimento de pessoas que sofreram resfriamento do corpo ou sofreram acidente em frio intenso. Serve também como proteção contra raios solares, ventos e chuva. Embalada individualmente, medindo 210 cm de comprimento por 140 cm de largura, age refletindo o calor do corpo e evitando trocas de calor com o ambiente.

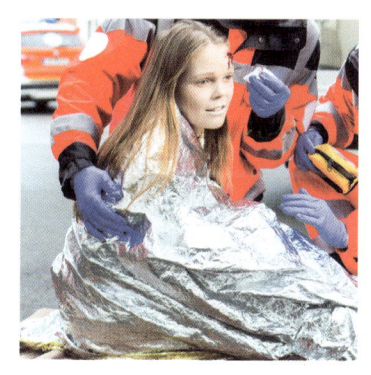

MANTA DE AQUECIMENTO.

ASSISTÊNCIA DE ENFERMAGEM – MANUSEIO DA MANTA DE AQUECIMENTO

» Mesmo após proteger a pessoa com a manta, realizar controle rigoroso dos sinais vitais.
» Aplicar os demais cuidados de enfermagem ao paciente vítima de trauma (ver páginas 132-140) ou hipotermia (ver página 155).

VENTILADOR MECÂNICO

Fisiologicamente, o ar entra em nossos pulmões por pressão negativa obtida pela contração dos músculos respiratórios durante a inspiração, ou seja, o ar é puxado para dentro dos pulmões durante a inspiração.

O ventilador mecânico é um equipamento utilizado em situações nas quais o paciente não está apto a realizar as ventilações (a respiração) de modo fisiológico. Esse equipamento realiza as ventilações por pressão positiva, ou seja, o ventilador empurra o ar para dentro dos pulmões, o que pode ocorrer de duas formas:

- POR UMA CÂNULA – A CÂNULA OROTRAQUEAL (COT) –, QUE É INTRODUZIDA NA CAVIDADE ORAL ATÉ A TRAQUEIA, ANTES DA BIFURCAÇÃO DOS BRÔNQUIOS.
- POR UMA CÂNULA INTRODUZIDA CIRURGICAMENTE NA TRAQUEIA (TRAQUEOSTOMIA).

O ventilador mecânico também controla as pressões e os volumes de cada ciclo ventilatório.

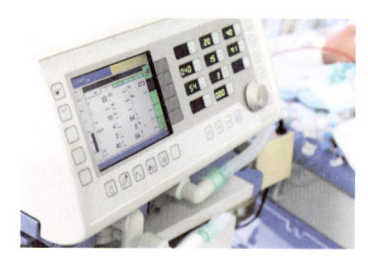

VENTILADOR MECÂNICO.

ASSISTÊNCIA DE ENFERMAGEM – MANUSEIO DO VENTILADOR MECÂNICO

» Anotar os parâmetros do ventilador mecânico em impresso apropriado (geralmente junto ao controle dos sinais vitais, sempre que anotar estes).

» Observar, anotar e comunicar presença de alterações nos parâmetros do ventilador mecânico.

» Realizar higiene da cavidade oral 3 vezes por dia, sendo uma delas com solução aquosa de clorohexidina, para previnar pneumonia associada à ventilação mecânica.

- » Manter as partes internas das extensões do ventilador mecânico livres de água e sujeira (sangue e secreções, por exemplo), manuseando-as de forma limpa, usando luvas de procedimento e evitando contato com o seu interior.
- » Utilizar máscara facial simples para remover líquidos acumulados no interior das extensões.

> CONFORME A RESOLUÇÃO COFEN 557/2017, A ASPIRAÇÃO DE VIAS AÉREAS DE PACIENTES GRAVES, SUBMETIDOS A VENTILAÇÃO MECÂNICA CONTÍNUA OU EM USO DE TRAQUEOSTOMIA, É PRIVATIVA DO ENFERMEIRO. OU SEJA, SÓ PODE SER EXECUTADA POR ESSE PROFISSIONAL.

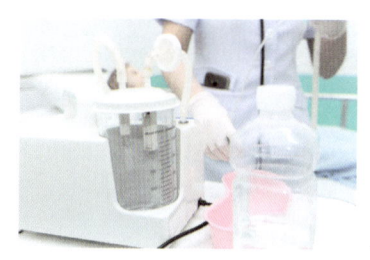

ASPIRADOR

ASPIRADOR.

O aspirador é um equipamento que deve estar ligado a uma rede de vácuo ou a um aparelho portátil. Possui uma válvula para a conexão com a rede de vácuo, um frasco coletor de secreção e uma extensão na qual se conecta a sonda de aspiração. É indicado para aspirar secreções de vias aéreas quando o paciente se mostra incapaz de expeli-las naturalmente por meio da tosse. Também é utilizado em pacientes sialorreicos com disfagia.

ASSISTÊNCIA DE ENFERMAGEM – MANUSEIO DO ASPIRADOR

- » Utilizar técnica asséptica para realizar aspiração das vias aéreas.
- » Aspirar primeiro a traqueia, acessando-a por uma das fossas nasais.
- » Introduzir a sonda de aspiração gentilmente por uma das fossas nasais (cerca de 15 a 20 cm para pacientes adultos), com a válvula de vácuo aberta.
- » Fechar a válvula de vácuo da sonda de aspiração com o dedo polegar após a introdução da sonda e retirá-la gentilmente em 10 segundos (contar até 15, para melhor precisão do tempo da aspiração).
- » Repetir o procedimento por mais 3 a 5 vezes, conforme quantidade de secreção apresentada.
- » Aspirar a boca, retirando o excesso de saliva.
- » Com o auxílio de um swab de higiene oral, passar enxaguante bucal em toda a cavidade oral e aspirar o excesso, realizando assim a higiene. Esse procedimento deve ser feito 3 vezes por dia e sempre que necessário.
- » Desprezar a sonda de aspiração e as luvas em saco de lixo branco.
- » Proteger a ponta da extensão do aspirador, enrolá-la e colocá-la sobre a válvula de aspiração.
- » Caso o frasco coletor seja de vidro, retirá-lo para higienização sempre que estiver com o conteúdo ocupando cerca de metade do frasco.
    1. Desprezar o conteúdo do frasco em vaso sanitário.
    2. Lavar o frasco com degermante em local apropriado (pia do expurgo).
    3. Preencher ¼ do frasco com água e colocá-lo novamente na válvula de vácuo da rede de vácuo.

REVISÃO DE TÓPICOS
(Respostas no Anexo; ver página 183.)

3.1 ASSINALE A ALTERNATIVA QUE APRESENTA APENAS MEDICAMENTOS ESSENCIAIS DO CARRO DE EMERGÊNCIA.

A. ( ) ADRENALINA, ATROPINA, NORAEPINEFRINA.

B. ( ) AMIODARONA, CAPTOPRIL, IMIPENEM.

C. ( ) CLORETO DE CÁLCIO, MANITOL, ATROPINA.

D. ( ) ADRENALINA, AMIODARONA, MANITOL.

3.2 A PRANCHA LONGA É UM EQUIPAMENTO UTILIZADO NO ATENDIMENTO PRÉ-HOPITALAR PARA O TRANSPORTE DA VÍTIMA DE TRAUMA. ASSINALE A ALTERNATIVA QUE NÃO APRESENTA UM CUIDADO DE ENFERMAGEM ESPECÍFICO PARA A VÍTIMA EM USO DESSA PRANCHA.

A. ( ) ALINHAR A VÍTMA NA PRANCHA.

B. ( ) HIPERESTENDER O PESCOÇO PARA MELHORAR TROCAS GASOSAS.

C. ( ) MOVIMENTAR A VÍTIMA SEMPRE EM BLOCO.

D. ( ) LATERALIZAR A VÍTIMA DEITADA SOBRE O LADO COM LESÕES MENOS GRAVES

3.3 EM QUAIS PACIENTES O TÉCNICO E O AUXILIAR DE ENFERMAGEM PODEM REALIZAR A ASPIRAÇÃO DE VIAS AÉREAS, SOB A SUPERVISÃO DO ENFERMEIRO?

4

DROGAS DE URGÊNCIA E EMERGÊNCIA

Os medicamentos podem ser administrados por via enteral (que usa o trato gastrointestinal) ou parenteral (que não utiliza o trato gastrointestinal). A via oral inclui a oral, a sonda nasoenteral, a gastrostomia; a via parenteral inclui as vias intramuscular, subcutânea, intradérmica, endovenosa. É importante observar a via de administração do medicamento, bem como interações medicamentosas e tipos de absorção. Há medicamentos, por exemplo, que são administrados por via oral e possuem melhor absorção com o paciente em jejum.

> NOS CUIDADOS DE ENFERMAGEM, PARA TODAS AS MEDICAÇÕES, É IMPRESCINDÍVEL A VERIFICAÇÃO DOS NOVE CERTOS (VER PÁGINA 45): PACIENTE CERTO, MEDICAMENTO CERTO, VIA CERTA, HORA CERTA, DOSE CERTA, REGISTRO CERTO DA ADMINISTRAÇÃO DO MEDICAMENTO, ORIENTAÇÃO CERTA, FORMA FARMACÊUTICA CERTA E RESPOSTA CERTA.

Este capítulo traz uma pequena parte dos medicamentos mais utilizados em serviços de urgência e emergência. Aqui são apresentados aqueles que exigem cuidados específicos. Esses cuidados não serão repetidos nos cuidados descritos nas situações de emergência, porém são necessários a todos os pacientes que recebam medicação.

ANSIOLÍTICOS E HIPNÓTICOS

São drogas que causam sono e diminuem a ansiedade. Os principais grupos dessas drogas são os benzodiazepínicos, barbitúricos, agonistas de receptores de serotonina (triptanos e buspirona) e antagonistas dos ß-adrenoceptores (propranolol). Os dois últimos são utilizados no tratamento de algumas formas de ansiedade e não causam sedação.

BENZODIAZEPÍNICOS

Atuam como depressores do sistema nervoso central e apresentam como efeito farmacológico redução da ansiedade e da agresssividade, sedação e indução de sono, redução do tônus muscular e da coordenação e efeito anticonvulsivante. São bem absorvidos por via oral (exceto o midazolam, que possui biodisponibilidade menor quando administrado via oral) e têm metabolismo hepático (exceto lorazepam e oxazolam). Exemplos de benzodiazepínicos: alprazolam, midazolam, diazepam.

BARBITÚRICOS

Possuem atividade depressora do sistema nervoso central e efeitos que vão desde a sedação até a morte, com pequena margem de segurança entre a dosagem terapêutica e a intoxicação. Atualmente, são utilizados na indução de anestesia geral e como anticonvulsivantes. Podem ser administrados por vias oral, retal, intramuscular e endovenosa e têm metabolismo hepático. Exemplos de barbitúricos: fenobarbital, tiopental e tiamilal (RANG et al., 2016).

> **ASSISTÊNCIA DE ENFERMAGEM –
> PACIENTE EM USO DE BENZODIAZEPÍNICOS E BARBITÚRICOS**
>
> Pacientes em uso dessas substâncias apresentam risco de queda, portanto é necessário minimizar esse risco.
>
> » Manter grades elevadas no leito ou na maca.
> » Manter a campanhia de solicitação da equipe de enfermagem acessível ao paciente, preferencialmente perto de uma das mãos.
> » Auxiliar na deambulação.
> » Auxiliar no banho de aspersão.
> » Observar, anotar e comunicar alterações no nível de consciência, atentando para estados de rebaixamento do nível de consciência (por exemplo, sonolência, confusão mental, obnubilação).
> » Observar e anotar frequência e ritmo respiratório, comunicando alterações.
> » Observar, anotar e comunicar alterações na coordenação motora.

AGONISTAS DE RECEPTORES DE SEROTONINA (5-HT)

A serotonina é um importante neurotransmissor no cérebro e possui altas concentrações no mesencéfalo, apesar de o seu conteúdo no cérebro representar apenas 1% do seu conteúdo total no corpo. Está envolvida em diferentes processos fisiológicos, incluindo sono e apetite, e percepção da dor (por exemplo, em alterações como cefaleia e transtornos de humor).

Os medicamentos da classe triptanos (sumatriptano, zolmitriptano, naratriptano, rizatriptano, eletriptano, almotriptano, frovatriptano) são utilizados para tratamento de crises de enxaqueca. Já a buspirona é utilizada no controle da ansiedade.

Os triptanos são mais bem absorvidos se administrados por via subcutânea. Possuem curta duração e estão contraindicados para pacientes portadores de coronariopatias. A buspirona apresenta boa absorção via oral, apesar de apresentar baixa biodisponibilidade por essa via. Possui metabolização hepática e é excretada na urina.

> **ASSISTÊNCIA DE ENFERMAGEM –**
> **PACIENTE EM USO DE AGONISTAS DE RECEPTORES DE SEROTONINA**
>
> » Observar, anotar e comunicar presença de reações adversas como inquietação e insônia (para a buspirona) e aumento da pressão arterial e surgimento de angina pectoris (para os triptanos).
> » Observar, anotar e comunicar presença de parestesias, vertigens e rubor facial.
> » Observar, anotar e comunicar presença de cefaleia, realizando graduação da dor de cabeça por meio de escala de dor.

ANTAGONISTAS DOS β-ADRENOCEPTORES

O propranolol pode ser usado para tratamento da ansiedade como alternativa, pois possui efeitos no sistema cardiovascular que devem ser observados. Esse fármaco será abordado mais adiante, na seção referente às drogas antiarrítmicas (ver página 74).

ANESTÉSICOS

Não pertencem a uma classe química reconhecível e incluem substâncias como gases simples, barbitúricos, esteroides e hidrocarbonetos hidrogenados (RANG *et al.*, 2016).

Nos serviços de urgência e emergência, observa-se o uso de:

- **ANESTÉSICOS LOCAIS:** PARA BLOQUEAR NERVOS PERIFÉRICOS E OBTER ANALGESIA LOCAL DURANTE PEQUENOS PROCEDIMENTOS (SUTURA, POR EXEMPLO);
- **ANESTÉSICOS GERAIS:** PARA A SEDAÇÃO DE PACIENTES QUE NECESSITEM DE VENTILAÇÃO MECÂNICA INVASIVA (COMO A INTUBAÇÃO OROTRAQUEAL). O EFEITO ANESTÉSICO GERAL INCLUI INCONSCIÊNCIA, RELAXAMENTO MUSCULAR, AMNÉSIA E ANALGESIA.

É importante salientar que todos os agentes anestésicos, locais e gerais, afetam o funcionamento de vários sistemas e que a margem entre dose terapêutica e hiperdose deve ser monitorada. A maioria dos agentes anestésicos diminui o inotropismo cardíaco (ou seja, reduz a força dos batimentos do coração) e a frequência respiratória.

> UMA CURIOSIDADE HISTÓRICA QUE OS AUTORES RANG E SEUS COLEGAS (2016) NOS CONTAM: APENAS DEPOIS DA DESCOBERTA DOS AGENTES ANESTÉSICOS INALATÓRIOS, EM 1846, É QUE A MAIORIA DAS CIRURGIAS SE TORNOU POSSÍVEL. ANTES DAQUELA DATA, OS CIRURGIÕES ACREDITAVAM SER VIÁVEL OPERAR PACIENTES EM CONTENÇÃO (OU SEJA, "PRESOS"), EM GRANDE VELOCIDADE (PARA FAZÊ-LOS SUPORTAR AS DORES). A MAIORIA DAS CIRURGIAS ERA DE AMPUTAÇÃO.

ASSISTÊNCIA DE ENFERMAGEM – PACIENTE EM USO DE ANESTÉSICOS

- » Observar, anotar e comunicar alterações na frequência e no ritmo cardíaco.
- » Observar, anotar e comunicar alterações no padrão ventilatório (tipo de respiração: velocidade, ritmo e profundidade).
- » Observar, anotar e comunicar presença de tonturas e confusão mental nos pacientes que receberam anestesia local com lidocaína.

Para os pacientes sedados, a assistência consiste nos itens abaixo.

- » Controlar os sinais vitais de 2/2h ou conforme prescrição de enfermagem.
- » Observar, anotar e comunicar sinais de sedação insuficiente: agitação psicomotora, fácies de dor, paciente competindo com ventilador mecânico (o equipamento alarma alterações de pressão).
- » Observar, anotar e comunicar sinais de baixo débito cardíaco: hipotensão arterial (PAM ≤ 65 mmHG),[1] oligúria, pulso filiforme, alteração na coloração de extremidades, palidez cutânea, queda de saturação de oxigênio.

---

1 A sigla PAM se refere a pressão arterial média, cujo valor é obtido pela fórmula PAM = (2PAD + PAS) / 3, onde PAD é a sigla para pressão arterial diastólica; e PAS, a sigla para pressão arterial sistólica. Hipotensão significa pressão baixa.

ANALGÉSICOS

São fármacos que diminuem a dor ou a percepção da dor. Divididem-se em duas classes farmacológicas: anti-inflamatórios não esteroidais (AINEs) e opioides.

ANTI-INFLAMATÓRIOS NÃO ESTEROIDAIS

Atuam como anti-inflamatórios, analgésicos (principalmente das dores provocadas por inflamação) e antipiréticos (para combate à febre). Um exemplo de AINE é o ácido acetilsalicílico, que além de sua ação analgésica e antitérmica inibe a agregação plaquetária, diminuindo a coagulação sanguínea (é utilizado como anticoagulante). O ácido acetilsalicílico é de administração oral. Muito usado, apresenta o efeito colateral de irritar a mucosa gástrica.

Outros AINEs importantes são ibuprofeno, naproxeno, paracetamol (que possui poucos efeitos adversos), diclofenaco, indometacina e piroxicam. Neste grupo de medicamentos temos ainda celecoxibe, lumiracoxib e o etoricoxib. Estes, por sua ação específica, possuem menos efeitos adversos sobre o trato gastro intestinal (RANG *et al.*, 2016).

Todos os AINEs compartilham um perfil semelhante de efeitos colaterais indesejados em processos relativos a agregação plaquetária, autorregulação vascular renal e indução de trabalho de parto (RANG *et al.*, 2016).

ASSISTÊNCIA DE ENFERMAGEM – PACIENTE EM USO DE AINEs

» Fazer o controle rigoroso da dor, utilizando escalas de classificação conforme apropriado para o paciente, anotando no prontuário o escore de dor apresentado.
» Observar, anotar e comunicar queixas de dor, desconforto abdominal, sangramento gengival, epigastralgia e sangramento em local de inserção de cateteres venosos.
» Realizar a administração dos medicamentos após as refeições, para proteção gástrica.

OPIOIDES

São representantes desta classe a morfina e os agonistas dos receptores opioides semelhantes à morfina (codeína, diamorfina, oxicodona, por exemplo). Promovem analgesia por meio da interação com receptores neuronais específicos e podem ser administrados por via oral, parenteral ou intratecal.

Os efeitos mais importantes da morfina ocorrem no sistema nervoso central (SNC) e no trato gastrointestinal, causando alterações de humor (estados de euforia e bem-estar). A morfina também está associada a redução da motilidade do trato gastrointestinal, náuseas e vômitos, depressão respiratória, depressão dos reflexos da tosse, constrição pupilar e, em doses elevadas, a hipotensão e bradicardia (RANG *et al.*, 2016). Os medicamentos opioides podem causar dependência, e o receio existente acerca do tema constitui um importante fator de controle ineficiente da dor. A dor libera hormônios de estresse e piora o estado geral/hemodinâmico do paciente. Assim, o uso dessas drogas deve ser criteriosamente avaliado e deve-se levar em conta o "custo-benefício" – ou seja, quanto vale a pena o risco de o paciente desenvolver dependência para mantê-lo hemodinamicamente estável.

ASSISTÊNCIA DE ENFERMAGEM – PACIENTE EM USO DE OPIOIDES

- » Fazer o controle rigoroso da dor, utilizando escalas de classificação conforme apropriado para o paciente e anotando no prontuário o escore de dor apresentado.
- » Observar, anotar e comunicar alterações dos sinais vitais, mais especificamente bradicardia, hipotensão, bradipneia e diminuição da saturação de oxigênio.
- » Observar, anotar e comunicar constipação e/ou náuseas e vômitos.

ANTIEMÉTICOS

Os antieméticos são fármacos que aliviam as náuseas. Assim, podem ser usados para o alívio de sintomas gastrointestinais e como coadjuvantes em tratamentos nos quais a medicação provoca náuseas e vômitos (por exemplo, quimioterápicos). Alguns grupos: antagonistas dos receptores H1, antagonistas dos receptores muscarínicos, antagonista dos receptores de dopamina.

ANTAGONISTAS DOS RECEPTORES H_1

São exemplos desse grupo a cinarizina, a ciclizina e a prometazina. São eficazes contra náuseas e vômitos advindos de múltiplos fatores e apresentam, como efeitos adversos, sonolência e sedação. Na classe de antagonistas dos receptores H_1 está o dimenidrinato, bastante utilizado nos serviços de urgência e emergência para tratamento de náuseas e vômitos provocados por cinetose (enjoo decorrente de movimentações, como a de viagens) e gestação; no pós-operatório de cirurgias do trato gastrointestinal; e no tratamento de vertigens. Sua absorção oral é bem tolerada, mas pode ser administrado por via parenteral. A metabolização é hepática, e a ação persiste por 4 a 6 horas. Sedação e sonolência são os efeitos adversos mais comuns. O dimenidrinato também potencializa os efeitos neurológicos do álcool, razão pela qual não deve ser ingerido com esse tipo de substância.

ANTAGONISTAS DOS RECEPTORES MUSCARÍNICOS

Empregados principalmente para enjoos causados por movimentos (a cinetose citada acima). A hioscina é o principal exemplo. Apresenta como efeitos adversos a sonolência, porém menor do que no uso de antagonistas dos receptores H_1.

ANTAGONISTA DOS RECEPTORES DE DOPAMINA

Metoclopramida é o fármaco mais utilizado nos serviços de urgência e emergência. Aumenta a motilidade do esôfago, do estômago e do intestino. Entre os efeitos adversos estão distúrbios do movimento, reações extrapiramidais, sonolência, galactorreia e distúrbios menstruais. Outro fármaco pertencente a esta classe, a domperidona, é semelhante à metoclopramida. É utilizado para o tratamento de vômitos (tanto os causados por medicamentos como os provocados por distúrbios gastrointestinais) e produz menos efeitos colaterais no SNC do que a metoclopramida. Ambos são administrados por via oral e eliminados na urina.

> **ASSISTÊNCIA DE ENFERMAGEM – PACIENTE EM USO DE ANTIEMÉTICOS**
>
> » Observar, anotar e comunicar persistência de náuseas e vômitos.
> » Observar, anotar e comunicar sinais de alterações de sono e vigília.
> » Orientar o paciente a não dirigir e a tomar cuidado ao utilizar maquinário pesado.
> » Observar, anotar e comunicar sinais e sintomas de efeitos adversos da metoclopramida: diarreia, movimentos involuntários, rigidez muscular, febre, hipotensão (especialmente se administrado via endovenosa).

ANTIARRÍTMICOS

São drogas utilizadas para o controle de arritmias, embora o tratamento de arritmias se faça mais comumente por formas não farmacológicas (marca-passo, desfibrilação/cardioversão, ablação por radiofrequência, por exemplo).

São divididos em quatro classes.

- **CLASSE 1:** BLOQUEADORES DOS CANAIS DE SÓDIO. A CLASSE 1 SE SUBDIVIDE EM TRÊS:
    - **1A:** OS FÁRMACOS BLOQUEIAM OS CANAIS DE SÓDIO E POTÁSSIO, REDUZEM A EXCITABILIDADE DA CÉLULA CARDÍACA E DIMINUEM A CONTRATILIDADE CARDÍACA;
    - **1B:** OS FÁRMACOS ENCURTAM A REPOLARIZAÇÃO E A DURAÇÃO DO POTENCIAL DE AÇÃO E SUPRIMEM A AUTOMATICIDADE VENTRICULAR;
    - **1C:** OS FÁRMACOS DESACELERAM A CONDUÇÃO, NÃO AFETAM O POTENCIAL DE AÇÃO E POSSUEM POTENCIAL PROARRÍTMICO.

- **CLASSE 2:** ANTAGONISTAS β-ADRENÉRGICOS.
- **CLASSE 3:** BLOQUEADORES DOS CANAIS DE POTÁSSIO.
- **CLASSE 4:** BLOQUEADORES DOS CANAIS DE CÁLCIO.

ASSISTÊNCIA DE ENFERMAGEM – PACIENTE EM USO DE ANTIARRÍTMICOS

» Observar, anotar e comunicar presença de hipotensão nos pacientes que estiverem recebendo antiarrítmicos das classes 1A (por exemplo, procainamida), 2 (propranolol, carvedilol, osmolol) e 3 (por exemplo, amiodarona).

» Observar, anotar e comunicar presença de bradicardia nos pacientes em uso de antiarrítmicos das classes 2 (propranolol, carvedilol, osmolol) e 3 (amiodarona, por exemplo) e em uso de digitálicos (por exemplo, digoxina).

» Observar, anotar e comunicar presença de tonturas e confusão mental nos pacientes em uso de lidocaína endovenosa (classe 1B).

» Administrar amiodarona preferencialmente em acesso venoso central, pois se trata de uma droga vesicante, com alto grau de irritabilidade do endotélio vascular, e que pode causar flebite química.

» Utilizar obrigatoriamente equipo livre de PVC (PVC free) e filtro de linha na administração endovenosa da amiodarona.

» Administrar amiodarona endovenosa preferencialmente diluída em solução glicosada a 5% e por via exclusiva, pois o fármaco reage com vários tipos de medicamento.

» Orientar o paciente que faz uso regular de amiodarona em comprimidos (via oral) para que use sempre protetor solar, pois esse fármaco provoca manchas na pele.

» Manter monitorização eletrocardiográfica em monitor multiparâmetros 24h/dia.

» Controlar os sinais vitais de 2/2h ou conforme prescrição de enfermagem.

BRONCODILATADORES

Esses fármacos revertem o broncoespasmo, e os mais utilizados são os agonistas β2-adrenérgicos, como salbutamol e terbutalina (ação curta), salmeterol e formoterol (ação mais longa) e teofilina.

Os broncodilatadores de ação curta são administrados por via aérea (nebulização, aerossol). O efeito tem início em 30 minutos aproximadamente, e a duração da ação é de cerca de 3 a 5 horas. São medicamentos usados conforme a necessidade (nas crises). Já os de mais longa duração são empregados de forma regular, geralmente 2 vezes ao dia, e a duração da ação é de 8 a 12 horas. Também são administrados por nebulização. Entre os efeitos colaterais comuns estão tremores e taquicardia (RANG et al., 2016).

BROMETO DE IPRATRÓPIO

Derivado da atropina, tem ação em poucos minutos após o início da nebulização. Reações adversas comuns: cefaleia, tontura, irritação na garganta, tosse, boca seca, náusea e distúrbios da motilidade gastrintestinal. Midríase, palpitações, taquicardia supraventricular são efeitos adversos incomuns.

BROMIDRATO DE FENOTEROL

A ação inicia cerca de 11 minutos após a inalação. Efeitos colaterais comuns: tremor, tosse. Arritmias cardíacas, náuseas e vômitos são incomuns.

TEOFILINA

Geralmente formulada como aminofilina, é administrada geralmente por via endovenosa lenta. Pode ser utilizada via oral como coadjuvante no tratamento das doenças pulmonares obstrutivas crônicas (DPOCs). Efeitos colaterais: arritmia cardíaca, crises convulsivas e distúrbios gastrointestinais (RANG et al., 2016).

ASSISTÊNCIA DE ENFERMAGEM – PACIENTE EM USO DE BRONCODILATADORES

- » Auxiliar o paciente em crise asmática a utilizar a medicação em aerossol ("bombinha").
- » Manter o paciente com cabeceira elevada a 90 graus (posição Fowler), caso esteja em maca ou leito.
- » Controlar os sinais vitais após a inalação.
- » Observar e anotar a frequência e o padrão respiratórios.
- » Observar, anotar e comunicar presença de arritmias cardíacas, náuseas, vômitos, tremores, tosse e persistência do quadro respiratório.

SEDATIVOS

Trata-se de fármacos utilizados para a realização de alguns procedimentos que exigem sedação leve (como a endoscopia digestiva) e em pacientes que necessitem de ventilação mecânica invasiva, com consequente necessidade de intubação orotraqueal.

Na sequência rápida de intubação orotraqueal (SRI), são necessárias drogas sedativas com efeito adicional de relaxamento muscular. Os fármacos mais utilizados são os benzodiazepínicios (midazolam), etomidato, cetamina e propofol.

ASSISTÊNCIA DE ENFERMAGEM – PACIENTE EM USO DE SEDATIVOS

- » Controlar os sinais vitais de 2/2h ou conforme prescrição de enfermagem.
- » Observar, anotar e comunicar presença de hipotensão (PAM ≤ 65 mmHg).
- » Manter o paciente em monitor multiparâmetros 24h/dia, nos casos de paciente em ventilação mecânica invasiva.

- » Pacientes em uso de midazolam: observar, anotar e comunicar alterações de frequência e ritmo cardíacos, constipação, rash cutâneo, náuseas e vômitos.
- » Pacientes em uso de propofol e etomidato: observar, anotar e comunicar hipotensão, bradicardia, bradipneia e baixa saturação de oxigênio.
- » Pacientes em uso de cetamina: observar, anotar e comunicar presença de hipertensão (aumento de 10 mmHg na PAS e/ou de 20 mmHg na PAD), taquicardia, arritmias cardíacas, apneia, diplopia, náuseas e vômitos.

VASOATIVOS

São os fármacos que atuam nos vasos, diretamente na musculatura vascular ou indiretamente, por meio de estimulação do sistema nervoso central, por exemplo. Há dois tipos de efeito clínico esperado (RANG *et al.*, 2016):

- **VASODILATAÇÃO:** β-BLOQUEADORES E ATIVADORES DO CANAL DE POTÁSSIO, POR EXEMPLO;
- **VASOCONSTRIÇÃO:** BLOQUEADORES DOS CANAIS DE CÁLCIO E AGONISTAS DA NOREPINEFRINA (TAMBÉM CHAMADA DE NORADRENALINA), POR EXEMPLO

DOBUTAMINA

Agonista β1-adrenérgico. É utilizado por via endovenosa nos casos de choque cardiogênico, por exemplo, pois possui resposta rápida em pequeno espaço de tempo. Aumenta a contratilidade cardíaca. Efeitos adversos: pode causar taquicardia e arritmias cardíacas.

DOPAMINA

Agonista β1-adrenérgico (não seletivo), também utilizado por via endovenosa e também com arritmia como efeito adverso. Já o efeito clínico é dose dependente, ou seja, dependendo da dose administrada teremos efeitos clínicos diferentes:

- **DE 0,5 A 3,0 μg/Kg/MIN:** VASODILATAÇÃO RENAL, ESPLÂNICA, CORONARIANA, CEREBRAL;

- **DE 3,1 A 10,0 μg/Kg/MIN:** AUMENTO DA CONTRATILIDADE MIOCÁRDICA E AUMENTO DO IMPULSO DE CONDUÇÃO ATRIOVENTRICULAR;
- **ACIMA 10 g/Kg/MIN:** VASOCONSTRICÇÃO SISTÊMICA E PULMONAR.

NORADRENALINA

Agonista α e β-adrenérgico, é utilizado por via endovenosa como drogra de primeira escolha no choque séptico, por seu efeito vasoconstritor maciço. Efeitos clínicos: aumento do débito cardíaco por aumento do retorno venoso com consequente aumento da pressão arterial. Efeitos adversos: hipertensão, vasoconstrição, taquicardia (ou bradicardia reflexa) e arritmias ventriculares.

NITROGLICERINA

Promove dilatação predominantemente venosa e das grandes artérias coronárias, agindo como agente hipotensor e também para o tratamento da angina e do infarto miocárdico. Isso porque a vasodilatação coronariana melhora o fornecimento de oxigênio ao músculo cardíaco. Efeitos colaterais: hipotensão e cefaleia.

NITROPRUSSIATO DE SÓDIO

Potente vasodilatador, atua igualmente em veias e artérias. É fotossensível e sofre hidrólise quando exposto à luz, formando cianeto, portanto seu preparo deve ser cuidadoso e protegido da luz. O uso prolongado causa toxicidade (fraqueza, náuseas e inibição da função tireoidiana) (RANG et al., 2016).

ASSISTÊNCIA DE ENFERMAGEM – PACIENTE EM USO DE VASOATIVOS

» Controlar rigorosamente os sinais vitais de 2/2h ou conforme prescrição de enfermagem.
» Observar, anotar e comunicar presença de hipotensão (PAM ≤ 65 mmHg).

- » Manter paciente em monitor multiparâmetros 24h/dia.
- » Observar, anotar e comunicar alterações no traçado eletrocardiográfico do cardioscópio.
- » Observar, anotar e comunicar queixas de cefaleia, em pacientes em uso de nitroglicerina, e administrar medicação conforme prescrição médica.
- » Nos pacientes em uso de noradrenalina, observar, anotar e comunicar diminuição da perfusão periférica e alterações na função renal (oligúria, alterações na cor da urina e presença de sedimentos na urina), em decorrência do efeito vasoconstritor maciço do fármaco.
- » Administrar a droga em bomba de infusão conforme prescrição médica.

REVISÃO DE TÓPICOS
(Respostas no Anexo; ver página 183.)

4.1 A PACIENTE CHEGA À UNIDADE DE URGÊNCIA E EMERGÊNCIA COM CORTE NA MÃO ESQUERDA E É PRONTAMENTE LEVADA PARA A SALA DE SUTURA, ONDE O CORTE É SUTURADO. É USADO LIDOCAÍNA LOCAL COMO ANESTÉSICO. QUAIS POSSÍVEIS EFEITOS ADVERSOS DEVEMOS OBSERVAR NESSA PACIENTE?

_____
_____
_____
_____
_____
_____

4.2 ASSINALE A ALTERNATIVA QUE APRESENTA EFEITOS DOPAMINÉRGICOS DA DOPAMINA.

A. ( ) VASODILATAÇÃO RENAL, ESPLÂNICA, CORONARIANA, CEREBRAL.

B. ( ) AUMENTO DA CONTRATILIDADE MIOCÁRDICA E DO IMPULSO DE CONDUÇÃO ATRIOVENTRICULAR.

C. ( ) VASOCONSTRIÇÃO SISTÊMICA E PULMONAR.

D. ( ) VASODILATAÇÃO CORONARIANA E PERIFÉRICA.

4.3 AQUAIS SÃO OS NOVE CERTOS QUE DEVEMOS OBSERVAR AO FAZER O PREPARO E A ADMINISTRAÇÃO DE UM MEDICAMENTO?

_____
_____
_____
_____
_____
_____

EXAMES DIAGNÓSTICOS

EXAMES LABORATORIAIS

Os exames laboratoriais auxiliam no diagnóstico de situações clínicas diversas e são, em sua maioria, coletados pela equipe de enfermagem.

SANGUE

Para coletar o sangue, utilizamos tubos de ensaio, que podem possuir substâncias diversas: ativador de coagulação, anticoagulamente, gel separador. Cada tubo de ensaio apresenta uma tampa de cor padronizada conforme o seu conteúdo. As garrafas são utilizadas para coleta de hemocultura (para detecção de microrganismos no sangue).

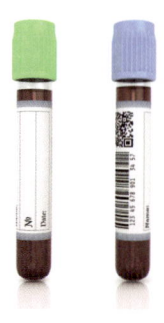

TUBO UTILIZADO EM COLETA DE SANGUE.
» **TAMPA VERMELHA**: O TUBO POSSUI SUBSTÂNCIA ATIVADORA DE COÁGULO E É UTILIZADO NA COLETA PARA ANÁLISE NAS ÁREAS DE SOROLOGIA E BIOQUÍMICA.
» **TAMPA AMARELA**: O TUBO POSSUI SUBSTÂNCIA ATIVADORA DE COÁGULO E GEL SEPARADOR. É USADO PARA ANÁLISE DE SOROLOGIA, IMUNOLOGIA, BIOQUÍMICA, MARCADORES TUMORAIS E CARDÍACOS.
» **TAMPA AZUL**: O TUBO CONTÉM CITRATO DE SÓDIO E É EMPREGADO PARA ANÁLISE DE COAGULAÇÃO SANGUÍNEA.
» **TAMPA LILÁS OU ROXA**: O TUBO APRESENTA UMA SUBSTÂNCIA ANTICOAGULANTE CONHECIDA COMO EDTA[1] E É UTILIZADO PARA ANÁLISES DE HEMATOLOGIA, COMO O HEMOGRAMA.

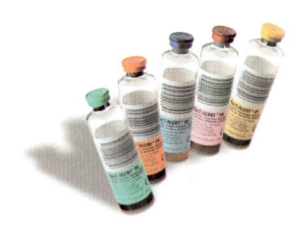

NA COLETA PARA HEMOCULTURA, SÃO USADAS GARRAFAS, DE DOIS TIPOS: UMA COM MATERIAL PARA CULTURA DE MICRORGANISMOS AERÓBICOS, E OUTRA PARA CULTURA DE MICRORGANISMOS ANAERÓBICOS. QUANDO SOLICITADA PELO MÉDICO, A HEMOCULTURA DEVE SER COLHIDA TANTO DO ACESSO VENOSO CENTRAL (QUANDO O PACIENTE POSSUI) COMO DE PUNÇÃO VENOSA PERIFÉRICA. O USO DE TÉCNICA ASSÉPTICA É IMPRESCINDÍVEL PARA UM RESULTADO LIVRE DE CONTAMINAÇÃO EXTERNA.

[1] EDTA é a sigla do nome em inglês do ácido etilenodiamino tetra-acético (*ethylenediamine tetraacetic acid*).

ASSISTÊNCIA DE ENFERMAGEM – EXAMES DE SANGUE

- » Observar o cumprimento do jejum de 12 horas para exames de glicemia e perfil lipídico (colesterol total e frações).
- » Conferir, na prescrição, os exames solicitados, selecionando os tubos de ensaio pertinentes a cada exame.
- » Colocar a etiqueta de identificação do paciente em cada um dos tubos de ensaio selecionados e acomodá-los na bandeja, com o material de punção venosa.
- » Lavar as mãos e explicar para o paciente o procedimento que será realizado.
- » Conferir com o paciente as etiquetas (o nome correto dele, a data de nascimento e o registro hospitalar).
- » Calçar as luvas de procedimento.
- » Garrotear o braço do paciente e observar a melhor localização para a punção.
- » Realizar a assepsia do local da punção com movimentos circulares, utilizando algodão embebido em álcool 70%. Não utilizar álcool em excesso, para não deixar o local molhado.
- » Puncionar a veia e iniciar a coleta.
- » Nunca dar "tapinhas" nas veias, pois isso provoca a quebra de hemácias e altera o resultado dos exames.
- » Após retirar a agulha do vaso puncionado, fazer pressão leve por alguns segundos e cobrir o local da punção com bandagem antisséptica, solicitando que o paciente prossiga com a pressão no local da punção.
- » Caso a coleta tenha sido realizada com sistema a vácuo, orientar o paciente a não dobrar o braço por cerca de 5 minutos, para evitar sangramentos.
- » Descartar o material da punção na caixa de perfurocortante.
- » Retirar as luvas e descartá-las no lixo hospitar (saco branco).
- » Lavar as mãos.

URINA

O exame de urina tipo 1 fornece dados gerais sobre concentração urinária, pH, coloração, presença de sedimentos, leucócitos e hemácias. A urocultura avalia a presença de microrganismos, nos casos de suspeita de infecção do trato urinário.

ASSISTÊNCIA DE ENFERMAGEM – EXAME DE URINA

- » Realizar (ou orientar o paciente a fazer) a assepsia genital com água e sabão.
- » Realizar (ou orientar o paciente a fazer) a coleta da seguinte forma: desprezar o primeiro jato, coletar o jato médio no frasco coletor (devidamente identificado) e desprezar o último jato.

Para paciente em uso de cateter vesical de demora, aplicar os procedimentos a seguir.

- » Lavar as mãos.
- » Calçar as luvas de procedimento.
- » Fechar a presilha da extensão da bolsa coletora (tubo de drenagem).
- » Realizar assepsia da área específica para punção.
- » Puncionar com agulha 40×12 e seringa de 20 mL, aspirando a urina acumulada no tubo de drenagem.
- » Abrir a presilha do tubo de drenagem, para que o esvaziamento prossiga sem intercorrências.
- » Desconectar a agulha da seringa.
- » Desprezar o conteúdo da seringa dentro do frasco coletor de urina, devidamente identificado com a etiqueta do paciente.
- » Descartar a seringa e a agulha na caixa de perfurocortante.
- » Retirar as luvas e descartá-las no lixo hospitalar (saco branco).
- » Lavar as mãos.

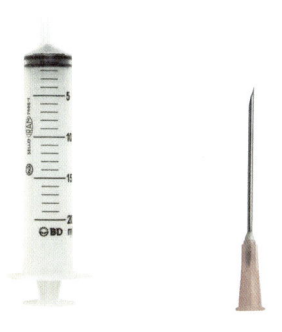

SERINGA DE 20 ML E AGULHA 40×12 (CANHÃO ROSA),
PARA A ASPIRAÇÃO DA URINA NO CATETER VESICAL DE DEMORA.

LÍQUOR

A coleta de líquor (líquido cefalorraquidiano) é realizada por um médico, geralmente por meio de punção lombar e subocciptal. A análise possibilita o acompanhamento da maioria das doenças neurológias, pois o líquor banha todo o sistema nervoso central. É possível analisar, por exemplo, a presença de microrganismos nos casos de suspeita de meningite. Esse exame não necessita preparo do paciente.

ASSISTÊNCIA DE ENFERMAGEM – COLETA DE LÍQUOR

» Preparar o material para punção.
» Auxiliar o paciente no posicionamento, mantendo-o imóvel durante o procedimento.
» Observar, anotar e comunicar relato de cefaleia, de dor na região lombar (principalmente no local da penetração da agulha) e de dores nas pernas.
» Observar, anotar e comunicar presença de sangramentos no local da punção.

EXAMES DE IMAGEM

Esses exames auxiliam o diagnóstico médico por meio de imagens, como o próprio nome sugere. São apresentados aqui alguns dos mais solicitados em unidades de urgência e emergência, iniciando pelo exame realizado pela equipe de enfermagem: o eletrocardiograma.

ELETROCARDIOGRAMA

O ECG registra a atividade elétrica cardíaca por meio de 6 eletrodos, fixados em pontos específicos do tórax, associados a 4 eletrodos periféricos, posicionados um em cada membro do corpo (punhos e tornozelos). O exame possui 12 derivações: 6 precordiais e 6 periféricas.

> CURIOSIDADE: O ELETRODO LOCALIZADO NO TORNOZELO DIREITO (PRETO) É UM ELETRODO NEUTRO, OU SEJA, NÃO POSSUI POLARIDADE. FUNCIONA COMO UMA ESPÉCIE DE "TERRA" E PODE SER COLOCADO EM QUALQUER PARTE DO CORPO, MAS O CONVENCIONAL É NO TORNOZELO DIREITO.

As derivações periféricas são divididas em 3 derivações D (utilizam um par de eletrodos) e 3 derivações AV (utilizam um eletrodo).

- **DI:** MEMBRO SUPERIOR DIREITO E MEMBRO SUPERIOR ESQUERDO.
- **DII:** MEMBRO SUPERIOR DIREITO E MEMBRO INFERIOR ESQUERDO.
- **DIII:** MEMBRO SUPERIOR ESQUERDO E MEMBRO INFERIOR ESQUERDO.
- **AVR:** MEMBRO SUPERIOR DIREITO (VERMELHO).
- **AVL:** MEMBRO SUPERIOR ESQUERDO (AMARELO).
- **AVF:** MEMBRO INFERIOR ESQUERDO (VERDE).

As derivações precordiais são posicionadas sobre o tórax do paciente, conforme a seguir.

- **V1:** POSICIONAR NO 4º ESPAÇO INTERCOSTAL NA LINHA PARAESTERNAL DIREITA.
- **V2:** POSICIONAR NO 4º ESPAÇO INTERCOSTAL NA LINHA PARAESTERNAL ESQUERDA.
- **V3:** POSICIONAR NO ESPAÇO MÉDIO ENTRE V2 E V4.
- **V4:** POSICIONAR NO 5º ESPAÇO INTERCOSTAL NA LINHA HEMICLAVICULAR ESQUERDA.
- **V5:** POSICIONAR NO 5º ESPAÇO INTERCOSTAL NA LINHA AXILAR ANTERIOR ESQUERDA.
- **V6:** POSICIONAR NO 5º ESPAÇO INTERCOSTAL NA LINHA AXILAR MÉDIA ESQUERDA.

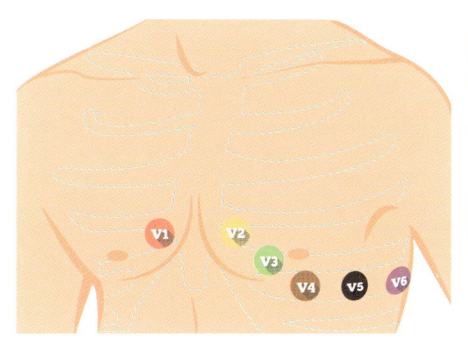

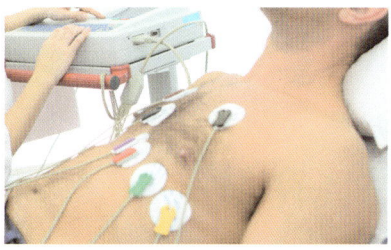

POSICIONAMENTO DAS DERIVAÇÕES PRECORDIAIS NO ECG PADRÃO.

O traçado do eletrocardiograma normal dever conter uma deflexão, arredondada, denominada onda P. A onda P mostra a atividade elétrica de despolarização atrial, equivalente à atividade mecânica de sístole atrial.

Após essa onda, deve haver um complexo maior, formado por três ondas: o complexo QRS, que mostra a atividade elétrica de despolarização ventricular, equivalente à atividade mecânica de sístole ventricular. Após o complexo QRS, observa-se outra onda, um pouco maior do que a onda P, denominada onda T. Essa onda mostra a atividade elétrica de repolarização ventricular, equivalente à atividade elétrica de diástole ventricular. A repolarização atrial não pode ser observada no registro do eletrocardiograma normal, pois esta fase acontece ao mesmo tempo que ocorre a despolarização ventricular e fica encoberta por ela.

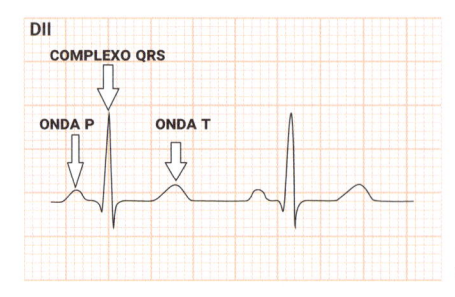

TRAÇADO DO ELETROCARDIOGRAMA NA DERIVAÇÃO DII.

O eletrocardiograma é utilizado tanto para avaliação do paciente com dor torácica como para o diagnóstico do infarto agudo do miocárdio (IAM) e o acompanhamento da evolução do infarto.

É recomendado realizá-lo na admissão de pacientes com queixa de dor torácica e no máximo em até 3 horas após o primeiro ECG nos pacientes com suspeita clínica de síndrome coronariana aguda. O laudo é realizado por um médico cardiologista.

Existem quatro tipos de ECG: standard ou padrão, de alta resolução, de esforço e de longa duração.

- **ECG STANDARD OU PADRÃO:** COMPOSTO POR 12 DERIVAÇÕES, REALIZADO COM O PACIENTE DEITADO. O PRIMEIRO ECG REALIZADO NA ADMISSÃO DO PACIENTE COM QUEIXA DE DOR OU DESCONFORTO TORÁCICO NÃO EXIGE PRESCRIÇÃO MÉDICA, POIS FAZ PARTE DO PROTOCOLO DE ATENDIMENTO À DOR TORÁCICA. A EXECUÇÃO FICA A CARGO DA ENFERMAGEM.

- **ECG-AR:** O ELETROCARDIOGRAMA DE ALTA RESOLUÇÃO É INDICADO PARA PACIENTES QUE APRESENTEM RISCO DE DESENVOLVER ARRITMIAS SUSTENTADAS (QUE NÃO CESSAM ESPONTANEAMENTE). EMBORA OS ELETRODOS SEJAM POSICIONADOS DE MANEIRA IGUAL À FEITA NO ELETROCARDIOGRAMA PADRÃO, O TEMPO DE AQUISIÇÃO DOS SINAIS NO ECG-AR É DE APROXIMADAMENTE 16 MINUTOS. O EXAME DEVE SER PRESCRITO PELO MÉDICO.

- **ECG DE ESFORÇO:** CONSISTE NO ECG PADRÃO, PORÉM REALIZADO COM O PACIENTE CAMINHANDO EM ESTEIRA OU PEDALANDO UMA BICICLETA ERGOMÉTRICA. É INDICADO PARA DETECTAR ARRITMIAS DESENCADEADAS DURANTE O EXERCÍCIO E PARA AVALIAR A CAPACIDADE CORONARIANA DE ATENDIMENTO ÀS DEMANDAS MIOCÁRDICAS. O EXAME DEVE SER PRESCRITO PELO MÉDICO.

- **ECG DE LONGA DURAÇÃO:** CONSISTE EM EXAMES QUE MANTÊM O PACIENTE CONECTADO A ELETRODOS E A UM LEITOR DE ECG POR 24 HORAS (HOLTER) OU ATÉ 3 DIAS (LOOPER). O MÉDICO OS PRESCREVE PARA A DESCOBERTA DE ALTERAÇÕES AS QUAIS NÃO SÃO DETECTADAS PELO ECG PADRÃO.

ASSISTÊNCIA DE ENFERMAGEM – ECG

Para o ECG padrão, que é realizado pela enfermagem, o procedimento consiste nas ações abaixo.

» Certificar-se de que o paciente retirou todos os objetos metálicos do corpo (algumas vezes, até moedas no bolso da calça podem causar interferências).

» Depilar o tórax do paciente do sexo masculino, para melhor fixação das peras dos eletrodos. Orientar o paciente a não expor o tórax por 72 horas após o exame.

» Orientar mulheres para que retirem o sutiã, pois essa peça prejudica a colocação dos eletrodos precordiais.

» Utilizar apenas álcool para diminuir a impedância torácica (a resistência elétrica à ação dos eletrodos) e interferências, pois o gel condutor danifica a pera do eletrodo.

» Posicionar corretamente os eletrodos: a derivação AVR nos indica se os eletrodos foram posicionados da maneira certa (o complexo QRS deve estar "para baixo" nessa derivação).

» Não colocar as presilhas das derivações periféricas sobre proeminências ósseas.

» Caso o paciente tenha algum dos membros amputado, colocar a presilha na extremidade mais próxima ao membro.

No caso do ECG-AR, os eletrodos são posicionados da mesma forma que no ECG padrão. Ou seja, a assistência de enfermagem é identica à prestada na realização do eletrocardiograma standard.

Na realização do ECG de esforço, a orientação para o exame e o acompanhamento deste são feitos exclusivamente pelo enfermeiro, por se tratar de procedimento complexo.

Nos casos de ECG de longa duração (holter e looper), o técnico de enfermagem é quem posiciona os eletrodos, e a assistência de enfermagem é similar à prestada no ECG padrão. Mas existem duas diferenças: nos ECGs de longa duração, não há as presilhas para as derivações periféricas, e a localização dos eletrodos é diferente daquela do ECG padrão.

RAIO X, TOMOGRAFIA, RESSONÂNCIA, ULTRASSOM E ENDOSCOPIA

Outros exames comuns no serviço de urgência e emergência são o raio x, a tomografia computadorizada (TC), a ressonância magnética (RM), a ultrassonografia (US) e a endoscopia.

No caso da endoscopia disgestiva alta, os autores Selhorst, Bub e Girondi (2014) elaboraram um protocolo de acolhimento e atendimento, não só ao paciente como também ao acompanhante. É possível ler o protocolo na íntegra, na internet.[2]

QUADRO 1. OUTROS EXAMES DE IMAGENS COMUNS EM URGÊNCIA E EMERGÊNCIA.

EXAME	FINALIDADE	OPERAÇÃO	QUEM EXECUTA
RAIO X	Avaliar estruturas ósseas e algumas partes moles do corpo por meio de baixas doses de radiação. É possível avaliar fraturas ósseas, presença de líquidos (derrame pleural) ou ar (pneumotórax) no espaço pleural, bem como avaliar se a posição do cateter nasogástrico está correta, entre outras utilizações.	Ao ser ligado o aparelho, o gerador de raios X produz um feixe de radiação, que atravessa o corpo do paciente. Uma parte da radiação é absorvida pelas estruturas anatômicas. Os raios não absorvidos se chocam contra uma chapa de material sensível à radiação. Essa chapa pode estar embaixo do paciente ou atrás da parte do corpo a ser examinada. É nesse momento que as imagens são registradas.	Profissional de radiologia. A assistência de enfermagem consiste em apoiar o procedimento, recebendo e encaminhando o paciente para o exame, conforme o protocolo do estabelecimento de saúde.

(cont.)

---

[2] Disponível em: http://www.scielo.br/pdf/reben/v67n4/0034-7167-reben-67-04-0575.pdf. Acesso em: 16 jan. 2020.

EXAME	FINALIDADE	OPERAÇÃO	QUEM EXECUTA
TOMOGRAFIA COMPUTADORIZADA	Permitir o diagnóstico de forma mais específica e detalhada do que o raio x convencional, por ser capaz de captar estruturas muito pequenas.	Um tubo que emite vários feixes de raios X se move ao redor do paciente, formando um banco de imagens detalhadas. Em algumas situações, é necessário o uso de contraste pelo paciente.	Profissional de radiologia. A assistência de enfermagem consiste em apoiar o procedimento, recebendo e encaminhando o paciente para o exame, conforme o protocolo do estabelecimento de saúde. Em caso de necessidade de contraste, a enfermagem deve prepará-lo e administrá-lo, conforme a prescrição médica.
RESSONÂNCIA MAGNÉTICA	Pesquisa e análise de doenças neurológicas, ortopédicas, abdominais, cervicais e cardíacas. Pode diagnosticar esclerose múltipla, câncer, infartos, fraturas, tendinites, hérnias de disco, lesões de ligamento e até infecções.	Utiliza um campo magnético (e não radiação) para gerar imagens dos órgãos e estruturas do corpo. Em algumas situações, é necessário o uso de contraste pelo paciente. A RM costuma ter duração de 15 a 30 minutos, mas pode durar até 2 horas dependendo da área a ser examinada.	Profissional de radiologia. A assistência de enfermagem consiste em apoiar o procedimento, recebendo e encaminhando o paciente para o exame, conforme o protocolo do estabelecimento de saúde. Em caso de necessidade de contraste, a enfermagem deve prepará-lo e administrá-lo, conforme a prescrição médica. Embora a RM não cause dor, alguns pacientes se sentem desconfortáveis, por claustrofobia e pelo ruído da máquina. A enfermagem deve fornecer suporte emocional, dando ao paciente as informações necessárias para minimizar a ansiedade e o medo.

(cont.)

EXAME	FINALIDADE	OPERAÇÃO	QUEM EXECUTA
ULTRASSONOGRAFIA	Visualizar, em tempo real, qualquer órgão ou tecido do corpo. Quando o exame é realizado com Doppler, é possível observar o fluxo sanguíneo da região examinada.	A imagem é formada pela geração e pela captação de ondas sonoras de alta frequência (ultrassom) e seus ecos (por isso o exame também é chamado de ecografia). Um transdutor emite e capta as ondas por meio do contato com o corpo. Uma pequena quantidade de gel é utilizada para aumentar e melhorar a superfície de contato entre o condutor e a pele.	Profissional médico. A assistência de enfermagem consiste em apoiar o procedimento, recebendo e encaminhando o paciente para o exame, bem como auxiliando o médico conforme solicitado, de acordo com o protocolo do estabelecimento de saúde.
ENDOSCOPIA	Verificar órgãos e estruturas internas do corpo por meio do endoscópio. Esse instrumento permite tanto a verificação para fins diagnósticos como para fins terapêuticos (ou seja, o tratamento do paciente). Durante o exame de endoscopia, é possível coletar amostras de tecido para análise patológica (biópsia).	O aparelho de endoscopia possui um tubo óptico e um sistema de iluminação para a exploração visual dos órgãos, como o tubo digestivo. A endoscopia digestiva pode ser realizada introduzindo o endoscópio pelo orifício oral (endoscopia digestiva alta) ou pelo orifício anal (endoscopia digestiva baixa ou colonoscopia). Na broncoscopia, o endoscópio é introduzido nas vias aéreas superiores, para visualização da árvore brônquica.	Profissional médico. A assistência de enfermagem consiste em apoiar o procedimento, recebendo e encaminhando o paciente para o exame, bem como auxiliando o médico conforme solicitado, de acordo com o protocolo do estabelecimento de saúde. A endoscopia exige administração de sedativo, que é feita pela enfermagem. Na endoscopia digestiva alta, a enfermagem deve observar, anotar e comunicar SpO2 < 95%, bradipneia e hipoventilação. Também deve observar o nível de consciência do paciente, além de manter grades elevadas no leito ou maca, para evitar queda.

REVISÃO DE TÓPICOS
(Respostas no Anexo; ver página 183.)

5.1 O MÉDICO PRESCREVEU EXAMES CLÍNICOS LABORATORIAIS PARA O SEU PACIENTE: HEMOGRAMA COMPLETO, COAGULOGRAMA COMPLETO E PERFIL LIPÍDICO. ASSINALE A ALTERNATIVA QUE APRESENTA OS TUBOS DE ENSAIO OS QUAIS A ENFERMAGEM DEVE UTILIZAR.

- A. ( ) TUBO DE TAMPA ROXA, TUBO DE TAMPA VERMELHA E TUBO TAMPA AMARELA.
- B. ( ) TUBO DE TAMPA AMARELA E TUBO DE TAMPA LILÁS.
- C. ( ) TUBO DE TAMPA ROXA, TUBO DE TAMPA AZUL E TUBO DE TAMPA AMARELA OU VERMELHA.
- D. ( ) TUBO DE TAMPA VERMELHA E TUBO DE TAMPA ROXA.

5.2 DESCREVA OS CUIDADOS DE ENFERMAGEM AO PACIENTE QUE FEZ ENDOSCOPIA DIGESTIVA ALTA.

5.3 DESCREVA A LOCALIZAÇÃO CORRETA DOS ELETRODOS PARA A REALIZAÇÃO DE UM ELETROCARDIOGRAMA STANDARD, COM 12 DERIVAÇÕES.

PCR E OS PROTOCOLOS DE SUPORTE DE VIDA

SUPORTE BÁSICO E SUPORTE AVANÇADO DE VIDA

O suporte básico de vida (SBV) é a denominação para um conjunto de medidas técnicas que visam à manutenção da vida até a chegada ao hospital ou serviço de pronto atendimento, onde serão adotadas as medidas de suporte avançado de vida. As medidas de SAV objetivam reconhecimento da causa da parada cardiorrespirátoria, tratamento para reversão da PCR e tratamento definitivo da causa.

A American Heart Association estabeleceu um protocolo de SBV denominado BLS (de *Basic Life Support*), bem como um protocolo de SAV em cardiologia para adultos, denominado ACLS (de *Advanced Cardiovascular Life Support*), e para crianças (o PALS, de *Pediatric Advanced Life Support*). O BLS não apresenta restrições quanto o público que o aplica, pois visa habilitar o leigo para o atendimento de parada cardiorrespiratória em ambiente extra-hospitalar. Os demais protocolos se destinam aos profissionais de saúde, e alguns são específicos para médicos.

Outros protocolos referentes ao serviço de urgência e emergência:

- **ATLS (DE *ADVANCED TRAUMA LIFE SUPPORT*):** PROTOCOLO DE ATENDIMENTO AVANÇADO PARA VÍTIMAS DE TRAUMA;

- **ATCN (DE *ADVANCED TRAUMA CARE FOR NURSES*):** PROTOCOLO DE ATENDIMENTO AVANÇADO PARA VÍTIMAS DE TRAUMA ESPECÍFICO PARA ENFERMEIROS;
- **PHTLS (DE *PRE HOSPITAL TRAUMA LIFE SUPPORT*):** PROTOCOLO DE ATENDIMENTO PRÉ-HOSPITALAR AVANÇADO PARA VÍTIMAS DE TRAUMA;
- **AMLS (DE *ADVANCED MEDICAL LIFE SUPPORT*):** PROTOCOLO DE ATENDIMENTO EXTRA-HOSPITALAR NAS EMERGÊNCIAS CLÍNICAS NÃO TRAUMÁTICAS;
- **FAST (DE *USED FAST*):** PROTOCOLO DE REALIZAÇÃO DE ULTRASSONOGRAFIA NO ATENDIMENTO PRÉ-HOSPITALAR DE VÍTMAS DE TRAUMA.

Esses protocolos são apresentados em forma de cursos de curta duração (cerca de 20 horas). O certificado recebido precisa ser revalidado em um prazo que varia de 2 a 4 anos, dependendo do curso.

ATENDIMENTO À PARADA CARDIORRESPIRÁTORIA EXTRA-HOSPITALAR (ADULTOS)

O reconhecimento da PCR deve ser o mais rápido possível, para a sobrevivência da vítima. Conforme as diretrizes da American Heart Association (2015), os sinais são os descritos abaixo.

- **INCONSCIÊNCIA:** CHAME A VÍTIMA COM MOVIMENTOS FIRMES SOBRE SEU OMBRO. CASO A VÍTIMA RESPONDA (MESMO QUE SEJA APENAS COM ABERTURA OCULAR), É SINAL DE QUE ELA ESTÁ CONSCIENTE. CHAME AJUDA OU LIGUE PARA O SERVIÇO MÉDICO DE ATENDIMENTO A URGÊNCIAS (SAMU) IMEDIATAMENTE, POIS A SITUAÇÃO É GRAVE E EXIGE AUXÍLIO. CASO A VÍTIMA NÃO RESPONDA, VÁ PARA O PRÓXIMO PASSO: PALPAR GRANDES ARTÉRIAS.
- **AUSÊNCIA DE PULSO PALPÁVEL EM GRANDES ARTÉRIAS (CARÓTIDA OU FEMORAL):** A AUSÊNCIA DE PULSO PALPÁVEL É INDICATIVA DE PARADA CARDIORRESPIRÁTORIA. DÊ PREFERÊNCIA AO PULSO CAROTÍDEO, POIS SEU ACESSO É MAIS FÁCIL, JÁ QUE O PESCOÇO GERALMENTE ESTÁ LIVRE DE ROUPAS.
- **AUSÊNCIA DE MOVIMENTOS VENTILATÓRIOS OU PRESENÇA DE GASPING:** CRIANÇAS QUE NÃO ESTÃO REALIZANDO MOVIMENTOS VENTILATÓRIOS (INSPIRAÇÃO E EXPIRAÇÃO) OU QUE APRESENTAM RESPIRAÇÃO AGÔNICA (MOVIMENTOS INSPIRATÓRIOS PROFUNDOS E DE CURTA DURAÇÃO) ESTÃO EM PARADA CARDIORRESPIRÁTORIA.

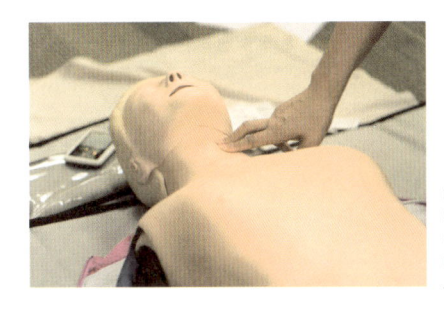

BUSCAR SENTIR O PULSO É UM DOS PASSOS PARA DETECTAR A PCR. NA FOTO, O ALUNO TREINA, NO MANEQUIM, A LOCALIZAÇÃO DA ARTÉRIA CARÓTIDA.

Caso não seja possível sentir o pulso, devem ser imediatamente iniciados os procedimentos de RCP na sequência abaixo, conforme atualização das diretrizes da AHA (2017).

1. POSICIONAR A VÍTIMA EM SUPERFÍCIE RÍGIDA, EM DECÚBITO DORSAL (COSTAS NO CHÃO). IMPORTANTE: CASO HAJA SUSPEITA DE LESÃO DE CERVICAL, IMOBILIZAR A CERVICAL E MOVIMENTAR A PESSOA EM BLOCO.
2. POSICIONAR-SE AO LADO DA VÍTIMA, NA ALTURA DOS OMBROS.
3. LOCALIZAR O PROCESSO XIFOIDE (CARTILAGEM NA EXTREMIDADE INFERIOR DO ESTERNO) E COLOCAR A REGIÃO DO CARPO DA MÃO NÃO DOMINANTE DOIS DEDOS ACIMA DO PROCESSO XIFOIDE.
4. COLOCAR A MÃO DOMINANTE POR CIMA DA MÃO NÃO DOMINANTE, ENTRELAÇANDO OS DEDOS E OS AFASTANDO DO TÓRAX DA VÍTIMA, SEM RETIRAR A REGIÃO DO CARPO DA ÁREA DOIS DEDOS ACIMA DO PROCESSO XIFOIDE.
5. ESTENDER OS BRAÇOS E FORMAR UM ÂNGULO DE 90 GRAUS EM RELAÇÃO AO TÓRAX DA VÍTIMA.
6. REALIZAR AS COMPRESSÕES TORÁCICAS, UTILIZANDO O SEU PESO SOBRE O TÓRAX DA VÍTIMA, MANTENDO OS BRAÇOS ESTENDIDOS E FIXOS/TRAVADOS. REALIZAR 100 COMPRESSÕES POR MINUTO E COM PROFUNDIDADE DE 5 CM A 6 CM ATÉ A CHEGADA DA EQUIPE DE SUPORTE AVANÇADO DE VIDA (COM EQUIPAMENTOS COMO A UNIDADE MANUAL DE VENTILAÇÃO ARTIFICIAL E O DESFIBRILADOR EXTERNO AUTOMÁTICO).

Após a chegada da equipe de SAV, as compressões devem ser na proporção de 30 para 2 ventilações, até que se consiga uma via aérea avançada (intubação orotraqueal), quando deve ser realizada 1 ventilação a cada 6 segundos, sem interrupção das compressões torácicas.

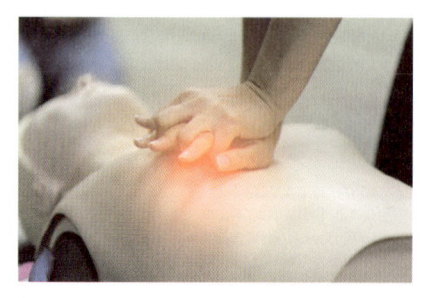

ATÉ A CHEGADA DA EQUIPE DE SAV, DEVEM SER FEITAS 100 COMPRESSÕES TORÁCICAS POR MINUTO.

SUPORTE AVANÇADO DE VIDA

Times de resposta rápida (TRR) ou times de emergências médicas (TEM) são recomendados pelas diretrizes da AHA de 2015. Esses times são compostos por equipe multiprofissional treinada e apta a agir rapidamente em casos de parada cardiorrespiratória, tanto em adultos como na pediatria.

O atendimento em ambiente hospitalar inicia-se também com o reconhecimento da PCR: inconsciência; ausência de pulso em grandes artérias; ausência de movimentos ventilatórios. O atendimento deve ser realizado na sequência descrita abaixo.

1. CHAMAR AJUDA.
2. POSICIONAR O PACIENTE EM DECÚBITO DORSAL.
3. POSICIONAR-SE AO LADO DO PACIENTE (COMO NO ATENDIMENTO EXTRA-HOSPITALAR).
4. INICIAR AS COMPRESSÕES TORÁCICAS.
5. ASSIM QUE O CARRO DE EMERGÊNCIA CHEGAR, COLOCAR A TÁBUA CARDÍACA SOB O TÓRAX DO PACIENTE, PARA QUE AS COMPRESSÕES SEJAM MAIS EFICAZES.
6. FAZER 2 VENTILAÇÕES A CADA 30 COMPRESSÕES ATÉ QUE SE CONSIGA UMA VIA AÉREA AVANÇADA, QUANDO DEVE-SE REALIZAR 1 VENTILAÇÃO A CADA 6 SEGUNDOS.

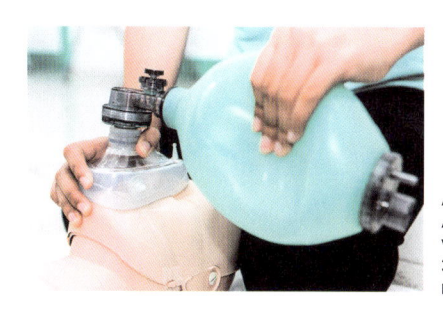

ATÉ QUE SEJA OBTIDA VIA ÁREA AVANÇADA, DEVEM SER FEITAS 2 VENTILAÇÕES COM O AMBU A CADA 30 COMPRESSÕES TORÁCICAS NOS PACIENTES EM PCR.

Caso o paciente não tenha acesso venoso, é necessário puncioná-lo, o mais calibroso possível (quem ficar responsável pela medicação puncionará o acesso). Essa mesma pessoa será responsável por colocar a lâmina adequada (solicitada pelo médico) no laringoscópio, testará o cuff do tubo orotraqueal no tamanho solicitado pelo médico e colocará gel condutor nas pás do cardioversor/desfibrilador.

Cansou fazendo as compressões torácicas? Troque com outro membro da equipe. Não demore mais de 10 segundos para realizar a troca! Compressões só são efetivas com o socorrista descansado.

ASSISTÊNCIA DE ENFERMAGEM – APÓS A PCR

» Manter o paciente monitorizado em monitor multiparâmetros 24 horas.
» Observar e anotar os sinais vitais de 2/2h ou conforme prescrição de enfermagem.
» Preparar material para passagem de cateter venoso central e cateter vesical de demora.
» Auxiliar o médico na passagem de cateter venoso central.
» Auxiliar enfermeiro na passagem de cateter vesical de demora.
» Anotar parâmetros do ventilador mecânico em impresso ou local específico.
» Observar, anotar e comunicar mudanças nos parâmetros do ventilador mecânico.
» Realizar balanço hídrico rigoroso de 2/2h ou conforme prescrição de enfermagem.
» Observar, anotar e comunicar alterações nos sinais vitais e no traçado do eletrocardiograma do monitor multiparâmetros.

REVISÃO DE TÓPICOS
(Respostas no Anexo; ver página 183.)

6.1 OS PROTOCOLOS DE EMERGÊNCIA SÃO ELABORADOS POR ASSOCIAÇÕES COMO A AMERICAN HEART ASSOCIATION, E EXISTEM CURSOS NOS QUAIS PESSOAS SÃO TREINADAS. ASSINALE A ALTERNATIVA QUE APRESENTA O CURSO QUE LEIGOS PODEM REALIZAR.

A. ( ) ACLS.

B. ( ) PALS.

C. ( ) CLORETO DE CÁLCIO, MANITOL, ATROPINA.

D. ( ) ADRENALINA, AMIODARONA, MANITOL.

6.2 PETER SAFAR, MÉDICO AUSTRÍACO, IMPLEMENTOU GRANDES AVANÇOS AO FORMULAR O ABC PRIMÁRIO NO ATENDIMENTO DE EMERGÊNCIA. OS ELOS NA CADEIA DE SOBREVIVÊNCIA SE COMPLEMENTAM, E O ÊXITO DO SEGUINTE DEPENDE DA BOA REALIZAÇÃO DO ANTERIOR. ASSINALE A ALTERNATIVA QUE CONTÉM A ORDEM CORRETA DO ATENDIMENTO À PCR.

A. ( ) CHECAR NÍVEL DE CONSCIÊNCIA, CHAMAR AJUDA, CHECAR PULSO, REALIZAR COMPRESSÕES TORÁCICAS.

B. ( ) CHAMAR AJUDA, CHECAR NÍVEL DE CONSCIÊNCIA, REALIZAR COMPRESSÕES TORÁCICAS.

C. ( ) CHECAR NÍVEL DE CONSCIÊNCIA, REALILZAR COMPRESSÕES TORÁCICAS, CHECAR PULSO.

D. ( ) CHECAR MOVIMENTOS VENTILATÓRIOS, CHECAR PULSO, CHAMAR AJUDA, REALIZAR COMPRESSÕES TORÁCICAS.

6.3 DESCREVA OS SINAIS DE PARADA CARDIORRESPIRATÓRIA.

_____
_____
_____
_____
_____
_____
_____

URGÊNCIAS RELACIONADAS AO SISTEMA CARDIOVASCULAR

O sistema cardiovascular é formado pela grande circulação (circulação sistêmica) e pela pequena circulação (circulação pulmonar).

A pequena circulação tem a função de deixar o sangue rico em oxigênio. Já a grande circulação tem como principal função levar sangue rico em oxigênio para os órgãos e tecidos.

O coração, no lado direito, impulsiona o sangue que chega de todas as partes do corpo (cabeça, tronco, fígado, rins, etc.). Esse sangue é rico em gás carbônico e vai para os pulmões.

Do lado esquerdo, o coração impulsiona o sangue proveniente dos pulmões (rico em oxigênio), que vai para o corpo.

O processo pode ser resumido conforme os passos abaixo.

1. O SANGUE CHEGA AO CORAÇÃO PELA VEIA CAVA, QUE DESEMBOCA NO ÁTRIO DIREITO.
2. NO ÁTRIO DIREITO, O SANGUE É EMPURRADO PARA O VENTRÍCULO DIREITO.
3. PORTANTO, O SANGUE É BOMBEADO PARA OS PULMÕES, POR MEIO DA ARTÉRIA PULMONAR.
4. NOS PULMÕES, OCORRE A TROCA DE GÁS CARBÔNICO POR OXIGÊNIO (TROCA CHAMADA DE DIFUSÃO).
5. O SANGUE RETORNA AO CORAÇÃO PELA VEIA PULMONAR PARA O ÁTRIO ESQUERDO E, ENTÃO, O VENTRÍCULO ESQUERDO, SEGUINDO PARA O CORPO PELA ARTÉRIA AORTA.

Assim, o coração tem a função de bombear o sangue pelo corpo, garantindo que órgãos e sistemas recebam sangue oxigenado com nutrientes, em uma movimentação chamada de hemodinâmica. Quando aferimos os sinais vitais do paciente, estamos aferindo dados relativos a essa movimentação.

Débito cardíaco é a expressão do volume de sangue ejetado em 1 minuto e depende de vários fatores, como o volume de sangue circulante que chega ao coração, a força de contração cardíaca e a frequência cardíaca, entre outros.

AORTA

PARA A PARTE
SUPERIOR DO CORPO

**VEIA CAVA
SUPERIOR**

ARTÉRIA
PULMONAR

PARA O PULMÃO
DIREITO

**VEIA
PULMORAR
DIREITA**

PARA O PULMÃO
ESQUERDO

DO PULMÃO
DIREITO

DO PULMÃO
ESQUERDO

ÁTRIO DIREITO

**VEIA
PULMORAR
ESQUERDA**

VENTRÍCULO DIREITO

ÁTRIO ESQUERDO

VENTRÍCULO ESQUERDO

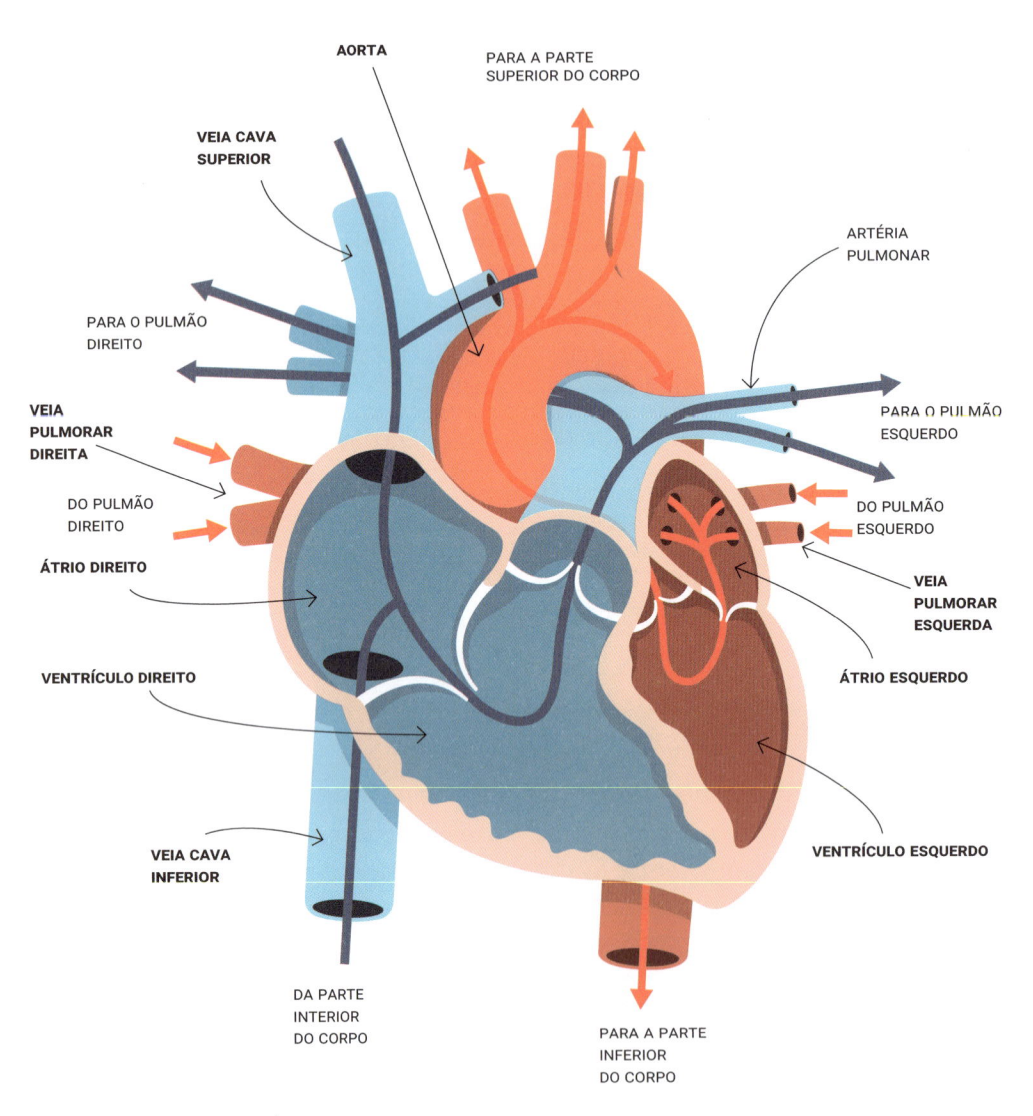

**VEIA CAVA
INFERIOR**

DA PARTE
INTERIOR
DO CORPO

PARA A PARTE
INFERIOR
DO CORPO

SISTEMA CIRCULATÓRIO.

HEMORRAGIA

As hemorragias podem ser externas (quando o sangue extravasa para fora do corpo) ou internas (quando o sangramento permanece dentro do corpo).

O autor Brasileiro Filho (2013) descreve quatro causas de hemorragias: alteração na integridade da parede vascular, alteração nos mecanismos de coagulação sanguínea, alterações plaquetárias e mecanismos complexos e ainda mal definidos.

Os sinais e sintomas mais comuns da hemorragia são:

- SAÍDA DE SANGUE DE CAVIDADES ANATÔMICAS COMO BOCA (VÔMITO E TOSSE COM SANGUE) E NARIZ;
- SAÍDA DE SANGUE POR LESÕES;
- HIPOTENSÃO ARTERIAL (PAM ≤ 65 MMHG);
- TAQUICARDIA;
- TAQUIPNEIA;
- DISTENSÃO ABDOMINAL (EM HEMORRAGIAS INTRA-ABDOMINAIS);
- ALTERAÇÕES DO NÍVEL DE CONSCIÊNCIA;
- PELE FRIA;
- CIANOSE DE EXTREMIDADES;
- PULSOS FRACOS E FILIFORMES.

A perda excessiva de sangue compromete o fornecimento de oxigênio e nutrientes para o corpo, bem como a eliminação de toxinas, representando um grande risco para o paciente. Diminuição da função renal, hipóxia, íleo paralítico, coma e morte são possíveis complicações da hemorragia não controlada.

ASSISTÊNCIA DE ENFERMAGEM – HEMORRAGIA

» Conter sangramentos externos de lesões, por meio de compressão no local com pano limpo e seco.
» Caso o sangramento seja na cabeça, deixar o sangue sair, pois há risco de hipertensão intracraniana.

- » Em caso de sangramento auricular (pela orelha), manter a pessoa em decúbito lateral, do lado do sangramento, a fim de facilitar a saída do sangue.
- » Controlar rigorosamente os sinais vitais de 2/2h ou conforme prescrição de enfermagem.
- » Realizar balanço hídrico rigoroso de 3/3h ou conforme prescrição de enfermagem.
- » Manter o paciente monitorizado em monitor multiparâmetros.
- » Puncionar acesso venoso calibroso.
- » Observar, anotar e comunicar sinais de baixo débito cardíaco: hipotensão, pele fria, taquicardia, taquipneia, diminuição do nível de consciência e diminuição da saturação de oxigênio.

ESTADO DE CHOQUE

É a síndrome clínica caracterizada pela incapacidade do sistema circulatório de fornecer oxigênio e nutrientes em quantidades suficientes para suprir as demandas do organismo. O estado de choque pode ser dividido em quatro tipos (AKAMINE et al., 2006):

- **HIPOVOLÊMICO:** BAIXO VOLUME DE SANGUE INTRAVASCULAR (DENTRO DOS VASOS);
- **OBSTRUTIVO:** BLOQUEIO MECÂNICO DO FLUXO DE SANGUE;
- **DISTRIBUTIVO:** INADEQUAÇÃO ENTRE AS NECESSIDADES METABÓLICAS DOS TECIDOS E A OFERTA LOCAL DE OXIGÊNIO;
- **CARDIOGÊNICO:** FALHA NA BOMBA CARDÍACA.

Os sinais mais comuns nos estados de choque são:

- HIPOTENSÃO ARTERIAL (PAM ≤ 65 MMHG);
- TAQUICARDIA;
- TAQUIPNEIA;
- OLIGÚRIA;
- PELE FRIA (MENOS NO CHOQUE SÉPTICO);
- CIANOSE DE EXTREMIDADES.

A disfunção de múltiplos órgãos e, consequentemente, a morte são as principais complicações dos estados de choque.

ASSISTÊNCIA DE ENFERMAGEM – ESTADO DE CHOQUE

- » Manter o paciente monitorizado em monitor multiparâmetros.
- » Controlar rigorosamente os sinais vitais de 2/2h ou conforme prescrição de enfermagem.
- » Puncionar acesso venoso calibroso.
- » Realizar a instalação de PVC e fazer o controle de 6/6h ou conforme prescrição de enfermagem.
- » Realizar balanço hídrico rigoroso de 3/3h ou conforme prescrição de enfermagem.
- » Observar, anotar e comunicar sinais de baixo débito cardíaco: hipotensão, pele fria, taquicardia, taquipneia, diminuição do nível de consciência e diminuição da saturação de oxigênio.
- » Observar, anotar e comunicar presença de hipotensão (PAM ≤ 65 mmHg).
- » Observar, anotar e comunicar alterações no traçado eletrocardiográfico do cardioscópio.
- » Administrar drogas vasoativas em bomba de infusão conforme prescrição médica.
- » Obervar, anotar e comunicar alterações na perfusão periférica, como alterações da coloração e da temperatura de membros inferiores.

DOENÇA ARTERIAL CORONARIANA

Denomina-se doença arterial coronariana a condição clínica de obstrução parcial ou total de uma ou mais artérias coronárias. Essa obstrução é comumente causada por placas de gordura denominadas ateromas.

ANGINA PECTORIS

A dor provocada pela obstrução do fluxo sanguíneo coronariano é denominada angina. Essa dor é uma resposta à isquemia ou hipóxia cardíaca; uma tentativa de preservação de tecido miocárdico.

A dor isquêmica é bastante forte. A pessoa também apresenta sintomas como taquicardia, o que aumenta o trabalho do músculo cardíaco e, consequentemente, a área da lesão isquêmica, pois, quanto mais trabalho o miocárdio tiver, maior será a necessidade de oxigênio – oxigênio que não chega às células do músculo cardíaco em decorrência da obstrução coronariana.

A angina se caracteriza por dor ou desconforto em quaisquer das seguintes regiões: tórax, epigástrio, mandíbula, ombro, dorso ou membros superiores. É tipicamente desencadeada ou agravada com atividade física ou estresse emocional, e para atenuá-la costumam-se utilizar nitroglicerina e derivados.

> MULHERES, PACIENTES DIABÉTICOS, PORTADORES DE MARCA-PASSO E IDOSOS NÃO COSTUMAM APRESENTAR OS SINTOMAS TÍPICOS DE ANGINA. NESSES PACIENTES, A ANGINA PODE SE MANIFESTAR POR MEIO DE NÁUSEAS, DISPNEIA (FALTA DE AR), CANSAÇO INEXPLICÁVEL, DESCONFORTO TORÁCICO E ARRITMIA. É NECESSÁRIO OBSERVAR E SUPOR A POSSIBILIDADE DE UM INFARTO MIOCÁRDICO, ATENDENDO O PACIENTE COMO SE FOSSE PORTADOR DE ANGINA ATÉ QUE SE CONFIRME O DIAGNÓSTICO.

INFARTO AGUDO DO MIOCÁRDIO

Quando a obstrução coronariana provoca isquemia e morte de tecido miocárdio, ocorre o infarto miocárdico ou infarto agudo do miocárdio (IAM). A isquemia causa necrose tecidual e sintomas como angina, hipertensão, taquicardia e arritmias cardíacas.

A maioria das mortes por IAM ocorre nas primeiras horas de manifestação da doença, e a causa mais frequente da parada cardiorrespiratória é a fibrilação ventricular.

TRATAMENTO DA DOENÇA CORONARIANA

O tratamento da doença arterial coronariana pode ser farmacológico, cirúrgico ou a junção dos dois modos.

Na cirurgia de revascularização do miocárdio é feita uma nova canalização, utilizando a veia safena (ponte de safena) ou a artéria mamária interna, para restabelecer o fluxo de sangue para o músculo cardíaco. Um ou mais segmentos da veia safena são retirados de um dos membros inferiores e implantados no coração, na raiz da artéria aorta. A outra ponta é colocada após o local da obstrução coronariana.

É possível ainda realizar a angioplastia transluminal coronariana, por meio de cateterização das artérias coronárias que apresentam obstrução. Faz-se uma punção na artéria femoral, pela qual um cateter com um balonete na ponta é inserido. Ao ser posicionado do local da obstrução, o balonete é insuflado, empurrando a placa ateromatosa para a parede do vaso e desobstruindo o fluxo sanguíneo. Geralmente, o balonete possui uma espécie de tela, chamada de stent. Ao ser insuflado o balonete, o stent se expande e assegura que o fluxo não volte a ser interrompido. Todo o procedimento é acompanhado por várias imagens sequenciais de raios X realizadas em tempo real, formando um filme.

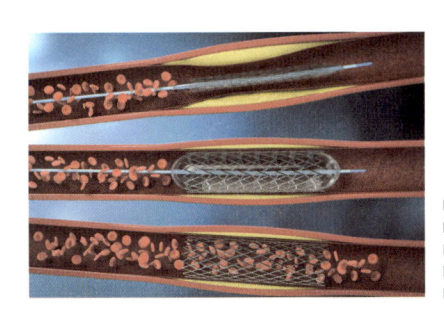

ILUSTRAÇÃO DE UMA ANGIOPLASTIA. DE CIMA PARA BAIXO: O BALONETE É INSERIDO E, ENTÃO, INSUFLADO. POR FIM, O STENT É EXPANDIDO, PARA EVITAR NOVA OBSTRUÇÃO.

O tratamento farmacológico mais utilizado para a doença arterial coronariana consiste em uma combinação de vasodilatadores coronarianos (mononitrato e dinitrato de isossorbida) e antiagregante plaquetário (ácido acetilsalicílico, por exemplo).

O uso de agentes fibrinolíticos é indicado para pacientes com diagnóstico de IAM cuja angioplastia transluminal coronariana não esteja disponível em tempo hábil. Devem ser administrados em até 6 horas do início da dor.

Após o infarto, é comum a combinação de um inibidor da enzima conversora de angiotensina (IECA) e um β-bloqueador, pois essa combinação tem demonstrado aumentar a sobrevida após o infarto miocárdico. Anticoagulantes também são usados nesses pacientes.

ASSISTÊNCIA DE ENFERMAGEM – DOENÇA ARTERIAL CORONARIANA

A assistência inicial, para pacientes com queixas de dor ou desconforto torácico, consiste nas ações a seguir.

» Monitorizar em monitor multiparâmetros pacientes que dão entrada com sintomas de angina.

» Instalar cateter nasal de oxigênio em pacientes com SpO2 < 95%, conforme prescrição médica ou protocolo institucional.

» Puncionar acesso venoso calibroso.

» Coletar amostras de sangue, para avaliação de níveis séricos de troponina T e isoenzimas cardíacas da creatinoquinase (CK-MB).

» Fazer eletrocardiograma standard, com 12 derivações, conforme protocolo instituicional ou prescrição médica.

Após o início do tratamento, as ações devem ser as descritas abaixo.

» Avaliar a intensidade da dor de 2/2h ou conforme prescrição de enfermagem.

» Administrar medicamento para aliviar a dor conforme prescrição médica.

» Controlar os sinais vitais de 2/2h ou conforme prescrição de enfermagem.

» Obervar, anotar e comunicar hipotensão (PAM ≤ 65 mmHg), bem como alterações de ritmo e de frequências cardíaca e respiratória.

» Preparar o paciente para a cirurgia de revascularização miocárdica (RM) ou a angioplastia.

1. Observar o jejum indicado.
2. Fazer a tricotomia (tórax e membros inferiores para RM e região inguinal bilateral para angioplastia.
3. Dar banho com solução degermante (para RM).

4. Fazer o puncionamento de acesso venoso calibroso.
5. Retirar objetos metálicos e próteses dentárias e entregá-los a um acompanhante indicado pelo paciente.

» Observar que, após a angioplastia, o paciente deve manter repouso absoluto, sem flexionar a região inguinal por cerca de 6 a 12 horas. Ele retornará do procedimento com curativo compressivo, que não deve ser trocado pela enfermagem antes de 24 horas. É necessário observar, anotar e comunicar presença de sangramentos no curativo (parte externa) e/ou diminuição dos pulsos periféricos. O enfermeiro responsável pelo paciente deve avaliar o curativo e a perfusão periférica.

» Observar, anotar e comunicar sangramento gengival ou no local de inserção do cateter venoso nos pacientes em terapia fibrinolítica ou em uso de heparina endovenosa.

» Observar, anotar e comunicar taquicardia, hipotensão (PAM ≤ 65 mmHg), pele fria, oligúria e taquicardia nos pacientes em terapia fibrinolítica ou em uso de heparina endovenosa.

ARRITMIAS

As arritmias são condições em que a condução elétrica fisiológica cardíaca falha por causas cardíacas ou extracardíacas. O eletrocardiograma é o exame diagnóstico indicado para esse tipo de condição, e sua execução deve ser precisa, com os eletrodos posicionados corretamente (ver páginas 86-87) para garantir a qualidade do resultado. Algumas arritmias são letais e devem ser reconhecidas imediatamente para que se inicie o processo de RCP o mais brevemente possível. Entre os ritmos anormais mais comuns estão a fibrilação atrial (FA), a taquicardia ventricular (TV), a fibrilação ventricular (FV), a assistolia e a atividade elétrica sem pulso.

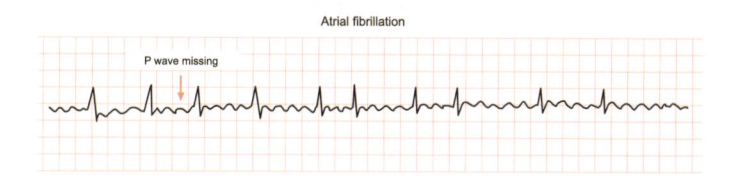

FIBRILAÇÃO ATRIAL: CARACTERIZADA POR UMA ATIVIDADE ELÉTRICA DESORGANIZADA E PELA AUSÊNCIA DE ATIVIDADE MECÂNICA ATRIAL. NÃO APARECEM ONDAS P NO ECG, QUE SÃO SUBSTITUÍDAS POR PEQUENAS ONDAS FIBRILATÓRIAS. NA FIGURA, A SETA APONTA PARA A AUSÊNCIA DE ONDA P, OBSERVAM-SE APENAS ONDAS ATRIAIS FIBRILATÓRIAS.

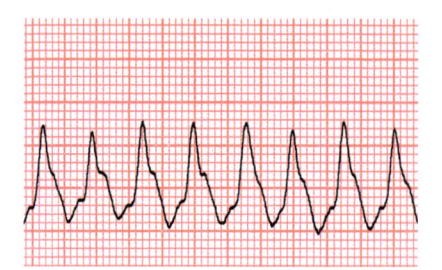

TAQUICARDIA VENTRICULAR: CARACTERIZADA PELO RITMO CARDÍACO ACELERADO. OBSERVAM-SE COMPLEXOS QRS BIZARROS NO ECG. O PACIENTE PODE APRESENTAR PULSO E ESTAR CONSCIENTE E ANSIOSO EM RAZÃO DO RITMO CARDÍACO ELEVADO. É POSSÍVEL TAMBÉM SE QUEIXAR DE "BATEDEIRA" OU ESTAR INCONSCIENTE (TAQUICARDIA VENTRICULAR SEM PULSO). CASO O PACIENTE ESTEJA INCONSCIENTE E SEM PULSO PALPÁVEL, DEVEM SER INICIADAS AS MANOBRAS DE RCP (VER PÁGINAS 96-99), POIS A PESSOA SE ENCONTRA EM PARADA CARDIORRESPIRATÓRIA. A TAQUICARDIA PODE LEVAR A FIBRILAÇÃO VENTRICULAR, ASSISTOLIA E MORTE.

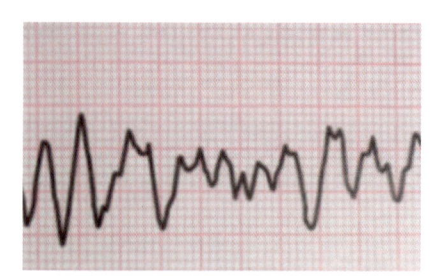

FIBRILAÇÃO VENTRICULAR: MANIFESTA-SE PELA AUSÊNCIA DE CONTRAÇÃO VENTRICULAR. É CONSIDERADA UM RITMO DE PARADA CARDIORRESPIRATÓRIA, JÁ QUE NÃO HÁ DÉBITO CARDÍACO. O PROTOCOLO DE RCP DEVE SER INICIADO ASSIM QUE IDENTIFICADA A FV. LEMBRANDO, OS PRIMEIROS PASSOS DA RESSUSCITAÇÃO CARDIOPULMONAR SÃO AVALIAR NÍVEL DE CONSCIÊNCIA (SE O PACIENTE ESTIVER INCONSCIENTE, CHAMAR AJUDA) E CHECAR PULSO EM GRANDES ARTÉRIAS (SE OS PULSOS NÃO FOREM PALPÁVEIS, INICIAR COMPRESSÕES TORÁCICAS).

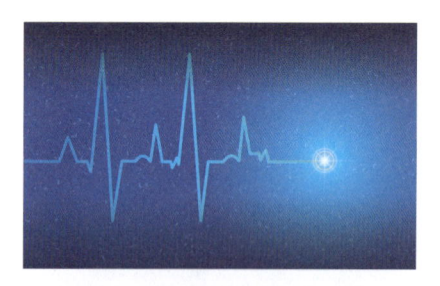

ASSISTOLIA: CARACTERIZADA PELA AUSÊNCIA DE ATIVIDADE ELÉTRICA E MECÂNICA. O TRAÇADO NO ELETROCARDIÓGRAFO É UMA LINHA RETA. TAMBÉM HÁ AUSÊNCIA DE PULSOS PERIFÉRICOS, ALÉM DE INCONSCIÊNCIA.

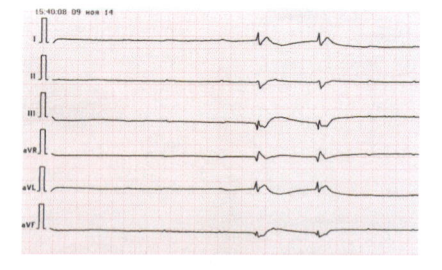

ATIVIDADE ELÉTRICA SEM PULSO: TEM CAUSAS EXTRACARDÍACAS E É DE DIFÍCIL REVERSÃO. NA AESP OBSERVA-SE ATIVIDADE ELÉTRICA ANORMAL, COM COMPLEXOS BIZARROS QUE NÃO PRODUZEM ATIVIDADE MECÂNICA. HÁ AINDA AUSÊNCIA DE PULSOS PERIFÉRICOS E CENTRAIS.

O tratamento para os ritmos anormais pode ser:

- FARMACOLÓGICO (ANTIARRÍTMICOS, VER PÁGINA 74);
- ELÉTRICO (POR MEIO DE CHOQUE APLICADO NA PAREDE TORÁCICA, IMPLANTE DE MARCA-PASSO OU DESFIBRILADOR);
- VIA ABLAÇÃO.

A ablação é um procedimento pouco invasivo, realizado no setor de hemodinâmica, que visa queimar ou congelar os focos de células arrítmicas no coração. É feito pela punção de um grande vaso (veia para focos em câmaras cardíacas direitas e artéria para focos em câmaras cardíacas esquerdas).

ASSISTÊNCIA DE ENFERMAGEM – ARRITMIAS

Os procedimentos referentes ao tratamento farmacológico foram descritos no capítulo referente às drogas de urgência e emergência. São repetidos aqui pela relevância do tema.

- » Observar, anotar e comunicar presença de hipotensão nos pacientes que estiverem recebendo antiarrítmicos das classes 1A (por exemplo, procainamida), 2 (propranolol, carvedilol, osmolol) e 3 (por exemplo, amiodarona).
- » Observar, anotar e comunicar presença de bradicardia (baixa frequência cardíaca) nos pacientes em uso de antiarrítmicos das classes 2 (propranolol, carvedilol, osmolol) e 3 (amiodarona, por exemplo) e em uso de digitálicos (por exemplo, digoxina).
- » Observar, anotar e comunicar presença de tonturas e confusão mental nos pacientes em uso de lidocaína endovenosa (classe 1B).
- » Administrar amiodarona preferencialmente em acesso venoso central, pois se trata de uma droga vesicante, com alto grau de irritabilidade do endotélio vascular, e que pode causar flebite química.
- » Utilizar obrigatoriamente equipo livre de PVC (PVC free) e filtro de linha na administração endovenosa da amiodarona.
- » Administrar amiodarona endovenosa preferencialmente diluída em solução glicosada a 5% e por via exclusiva, pois o fármaco reage com vários tipos de medicamento.
- » Orientar o paciente que faz uso regular de amiodarona em comprimidos (via oral) para que use sempre protetor solar, pois esse fármaco provoca manchas na pele.
- » Manter monitorização eletrocardiográfica em monitor multiparâmetros 24h/dia.
- » Controlar os sinais vitais de 2/2h ou conforme prescrição de enfermagem.

Em caso de cardioversão, as ações devem ser as descritas abaixo.

- » Monitorar o paciente no monitor multiparâmetros do carro de emergência.

- » Certificar-se de que o cardioversor esteja no modo SYNC (sincronicidade com a onda R do eletrocardiograma), para cardioversão.
- » Colocar gel condutor nas pás do cardioversor em quantidade suficiente. (Outros tipos de gel ou pomadas são altamente contraindicados.)
- » Puncionar acesso venoso calibroso.
- » Retirar objetos metálicos do paciente, a fim de evitar lesões por queimadura.
- » Retirar próteses dentárias do paciente, para evitar obstrução de vias aéreas durante a RCP.

> A DESFIBRILAÇÃO É UM PROCEDIMENTO DE URGÊNCIA, POIS O PACIENTE ESTÁ EM PARADA CARDIORRESPIRATÓRIA. O CHOQUE NÃO É REALIZADO EM SINCRONIA COM A ONDA R, E POR ESSA RAZÃO É NECESSÁRIO DESLIGAR O SYNC DO CARDIOVERSOR. OS DEMAIS CUIDADOS SÃO OS MESMOS CITADOS EM RELAÇÃO À CARDIOVERSÃO.

Em caso de ablação, a assistência inicial consiste nas ações a seguir.

- » Assegurar jejum de 8 horas antes do procedimento.
- » Manter paciente monitorizado antes e após o procedimento.
- » Observar, anotar e comunicar presença de arritmias cardíacas.
- » Observar, anotar e comunicar presença de sangramentos no local da inserção do cateter.
- » Controlar os sinais vitais, atentando para ritmo e frequência respiratórios, pois o paciente recebe sedação durante o procedimento.

REVISÃO DE TÓPICOS
(Respostas no Anexo; ver página 183.)

6.4 ASSINALE A ALTERNATIVA QUE NÃO APRESENTA UM PROCEDIMENTO CORRETO EM RELAÇÃO À ASSISTÊNCIA DE ENFERMAGEM PARA OS CASOS DE HEMORRAGIA.

- A. ( ) CONTER SANGRAMENTOS INTERNOS DE LESÕES POR MEIO DE COMPRESSÃO DO LOCAL.
- B. ( ) OBSERVAR E ANOTAR SINAIS DE BAIXO DÉBITO CARDÍACO. CASO OS PERCEBA, COMUNICÁ-LOS AO ENFERMEIRO.
- C. ( ) DEIXAR CAIR O SANGUE DE LESÃO NA CABEÇA, PARA EVITAR HIPERTENSÃO INTRACRANIANA.
- D. ( ) FAZER O CONTROLE HÍDRICO (BALANÇO HÍDRICO DE 3/3H OU CONFORME PRESCRIÇÃO).

6.5 LISTE OS PROCEDIMENTOS DA ASSISTÊNCIA DE ENFERMAGEM INICIAL PARA PACIENTES COM QUEIXAS DE DOR OU DESCONFORTO TORÁCICO.

___
___
___
___
___
___
___

EMERGÊNCIAS HIPERTENSIVAS

Os autores Sousa e Passarelli Júnior (2014) trazem uma definição clara de emergências hipertensivas: situações em que há elevação pressórica acentuada (definida arbitrariamente como uma elevação pressórica diastólica ≥ 120 mmHg), mas com lesão em órgãos-alvo de forma aguda e progressiva. Quanto mais rápida for a elevação da pressão arterial, maiores as chances de o organismo não conseguir se adaptar, e maiores são os riscos de lesão cerebral, miocárdica e renal.

Mas Sousa e Passarelli Júnior ressaltam que existem determinadas condições clínicas que devem ser consideradas emergências hipertensivas mesmo com os valores pressóricos citados acima, como a eclâmpsia, a dissecção aguda da aorta e a glomerulonefrite em crianças.

QUADRO 1. EMERGÊNCIAS HIPERTENSIVAS COMUNS.

EMERGÊNCIA HIPERTENSIVA	CARACTERÍSTICAS	SINTOMAS	TRATAMENTO
ENCEFALOPATIA HIPERTENSIVA	O aumento abrupto da pressão arterial (PA) faz com que o cérebro perca a capacidade de autorregulação do fluxo sanguíneo, alterando a pressão intracraniana e provocando edema cerebral, o que provoca lesão encefálica progressiva.	Hipertensão arterial severa, papiledema, alterações do nível de consciência.	Nitroprussiato de sódio, imediatamente.
DISSECÇÃO AGUDA DA ARTÉRIA AORTA	A aorta é maior artéria do corpo, e a dissecção aguda é, na maioria das vezes, fatal. A camada interna (revestimento) da parede aórtica se rompe e se separa da camada intermediária da parede aórtica.	Dor similar àquela provocada pelo infarto agudo do miocárdio, geralmente descrita como dor dilacerante.	β-bloqueador, nitroprussiato de sódio e cirurgia de urgência.
EDEMA AGUDO DE PULMÃO	O edema tem início com a incapacidade do ventrículo esquerdo do coração de bombear todo o sangue que chega dos pulmões, o que provoca congestão pulmonar (acúmulo de sangue nos vasos pulmonares). Na tentativa de combater essa congestão, ocorrem desequilíbrios que podem levar o paciente à morte.	O paciente expele uma espuma rósea pelas vias aéreas superiores. A ausculta pulmonar no início apresenta estertores e, quando o quadro se agrava, roncos difusos.	Diuréticos de alça endovenosos e dilatadores venosos e arteriais, preferencialmente o nitroprussiato de sódio, mas também pode ser usada a nitroglicerina. É possível que seja necessário suporte ventilatório invasivo.

(cont.)

EMERGÊNCIA HIPERTENSIVA	CARACTERÍSTICAS	SINTOMAS	TRATAMENTO
ACIDENTE VASCULAR ENCEFÁLICO	Popularmente chamado de derrame cerebral, o AVE caracteriza-se pela interrupção do fluxo sanguíneo encefálico por obstrução (AVE isquêmico) ou por lesão arterial (hemorrágico). Em pacientes hipertensos, é mais comum o hemorrágico, que também é a forma mais grave da doença, pois o sangue que extravasa da artéria lesionada aumenta o conteúdo intraencefálico, acarretando aumento da pressão intracraniana.	Paresia, dificuldade para caminhar, alterações visuais e na fala, parestesia, tonturas, desvio de rima. Pode haver rebaixamento do nível de consciência e até coma.	O tratamento da hipertensão arterial na fase aguda é controverso, pois, para manter uma perfusão tissular encefálica adequada durante a hipertensão intracraniana, é necessário que a pressão arterial também esteja elevada, com a finalidade de vencer o aumento da pressão intracraniana. Assim, o tratamento inicial é focado na diminuição do edema encefálico e, consequentemente, da pressão intracraniana. Diuréticos osmóticos (por exemplo, manitol) são recomendados, pois inibem a reabsorção de sódio e água nos rins e aumentando a eliminação de água e sódio na urina.
SÍNDROME CORONARIANA AGUDA	Consiste no conjunto de sinais e sintomas relacionados à obstrução de uma artéria coronária, o que pode ser causado por um IAM ou por uma angina instável.	Elevação da PA, dor retroesternal (na região abaixo do osso esterno), no braço e/ou no maxilar, falta de ar, pressão no peito ou suor.	Regularização dos níveis de hipertensão arterial. O tratamento é realizado com nitroglicerina endovenosa (Tridil®), um vasodilatador coronariano.
PRÉ-ECLÂMPSIA E ECLÂMPSIA	A pré-eclâmpsia, conhecida também como doença hipertensiva específica da gestação (DHEG), é o aumento da PA durante a gravidez e pode causar a eclâmpsia, condição grave capaz de levar a convulsões e coma. Apresenta risco de morte para a mãe e para o bebê.	Pressão arterial elevada e proteína na urina são as principais características. Também pode haver edema nos membros inferiores em decorrência da retenção de líquido.	Regularização dos níveis da PA. O parto costuma curar a hipertensão (a condição desaparece até 12 semanas após o parto).

Ainda segundo Sousa e Passarelli Júnior (2014), estabelecido o diagnóstico de emergência hipertensiva, recomenda-se a redução da PA média entre 20% e 25% na 1ª hora. Atingida a pressão arterial diastólica (PAD) entre 100 mmHg e 110 mmHg, esses níveis devem ser mantidos entre a 2ª e a 6ª hora, exceto em dissecção aguda da aorta. Devem-se também utilizar fármacos anti-hipertensivos por via endovenosa por meio de bombas de infusão contínua e com monitorização pressórica rigorosa.

ASSISTÊNCIA DE ENFERMAGEM — EMERGÊNCIAS HIPERTENSIVAS COMUNS

- » Manter o paciente monitorizado em monitor multiparâmetros.
- » Puncionar acesso venoso calibroso.
- » Controlar rigorosamente os sinais vitais conforme prescrição de enfermagem.
- » Realizar balanço hídrico rigoroso.
- » Observar, anotar e comunicar alterações do nível de consciência.
- » Observar, anotar e comunicar presença de hipotensão arterial (PAM ≤ 65 mmHg).
- » Observar, anotar e comunicar alterações no traçado eletrocardiográfico do cardioscópio.
- » Manter o paciente com cabeceira elevada a 90 graus (posição Fowler).
- » Manter vias aéreas pérvias e preparar material para intubação orotraqueal para pacientes com quadro de edema agudo de pulmão.

INSUFICIÊNCIA CARDÍACA CONGESTIVA

Consiste em uma condição clínica de etiologia variada, produzida pela incapacidade cardíaca de bombear o sangue para a grande e para a pequena circulação, causando congestão sistêmica e pulmonar. Os principais sintomas clínicos são:

- EDEMA DE MEMBROS INFERIORES;
- ENGURGITAMENTO DE VEIA JUGULAR;

- HIPERTENSÃO ARTERIAL;
- DISPNEIA PAROXÍSTICA NOTURNA;
- ORTOPNEIA.

A insuficiência cardíaca congestiva pode evoluir para edema agudo de pulmão ou choque cardiogênico (incapacidade do coração de bombear a quantidade necessária para a manutenção dos órgãos nobres). O tratamento varia conforme o quadro clínico apresentado.

ASSISTÊNCIA DE ENFERMAGEM – INSUFICIÊNCIA CARDÍACA CONGESTIVA

» Manter o paciente monitorizado em monitor multiparâmetros.
» Puncionar acesso venoso calibroso.
» Realizar a instalação de PVC e fazer seu controle de 6/6h ou conforme prescrição de enfermagem.
» Realizar balanço hídrico rigoroso de 3/3h ou conforme prescrição de enfermagem.
» Observar, anotar e comunicar sinais de baixo débito cardíaco: hipotensão, pele fria, taquicardia, taquipneia, diminuição do nível de consciência e diminuição da saturação de oxigênio para pacientes em choque cardiogênico.
» Observar, anotar e comunicar presença de hipotensão (PAM ≤ 65 mmHg), para pacientes em choque cardiogênico.
» Observar, anotar e comunicar alterações no traçado eletrocardiográfico do cardioscópio.
» Manter o paciente com cabeceira elevada a 90 graus (posição Fowler).
» Manter vias aéreas pérveas e preparar material de intubação orotraqueal para pacientes com quadro de edema agudo de pulmão.
» Administrar drogas vasoativas em bomba de infusão conforme prescrição médica.
» Observar, anotar e comunicar alterações na perfusão periférica.

REVISÃO DE TÓPICOS
(Respostas no Anexo; ver página 183.)

7.1 UMA SENHORA DE 76 ANOS PROCUROU O PRONTO-SOCORRO COM DISPNEIA. DURANTE O EXAME FÍSICO, FOI VERIFICADO QUE ELA SE APRESENTAVA DISPNEICA, COM TOSSE COM SECREÇÃO _____. NA AUSCULTA PULMONAR, FORAM IDENTIFICADOS SONS CARACTERÍSTICOS DE EDEMA AGUDO DE PULMÃO CARDIOGÊNICO.

ASSINALE ABAIXO A ALTERNATIVA QUE PREENCHE O ESPAÇO.

- A. ( ) VERDE.
- B. ( ) RÓSEA.
- C. ( ) AMARELA.
- D. ( ) MARROM-CLARA (CASTANHA).

7.2 UM DOS DIAGNÓSTICOS DE ENFERMAGEM QUE UM PACIENTE APRESENTAVA ERA "RISCO DE CHOQUE RELACIONADO A HEMORRAGIA POR TRAUMA (HIPOVOLEMIA)". PARA TANTO, FOI PRESCRITO "CONTROLE DOS SINAIS DE CHOQUE". ESCOLHA A ALTERNATIVA QUE APRESENTA OS SINAIS DE CHOQUE:

- A. ( ) SUDORESE, HIPOTENSÃO ARTERIAL, TAQUICARDIA E OLIGÚRIA.
- B. ( ) SUDORESE, HIPERTENSÃO ARTERIAL, POLIÚRIA E CIANOSE.
- C. ( ) HIPOTENSÃO ARTERIAL, BRADICARDIA, OLIGÚRIA E CIANOSE.
- D. ( ) SUDORESE, HIPOTENSÃO ARTERIAL, BRADICARDIA E OLIGÚRIA.

7.3 DESCREVA OS CUIDADOS DE ENFERMAGEM PARA O PACIENTE EM EMERGÊNCIA HIPERTENSIVA.

8

URGÊNCIAS RELACIONADAS AO SISTEMA RESPIRATÓRIO

As vias aéreas compõem o sistema respiratório e são divididas em vias aéreas superiores (extratorácicas) e inferiores (intratorácicas). A estrutura funcional do sistema respiratório é o alvéolo, responsável por executar as trocas gasosas.

Imagine uma árvore daquelas que desenhamos quando crianças. Imaginou? Agora coloque uma rede de pesca na copa da árvore, e essa será a configuração mais semelhante ao aspecto dos bronquíolos.

Os bronquíolos são formados de muitos alvéolos, e o espaço entre o alvéolo e a rede capilar que o envolve é denominado espaço alvéolo-capilar ou membrana respiratória. É nesse local que as trocas gasosas ocorrem.

Os alvéolos possuem dois tipos de células de defesa, que participam dos processos inflamatórios intrapulmonares. Já as vias aéreas superiores possuem células especializadas em eliminar potenciais agressores localizadas no revestimento da traqueia, nos brônquios e na cavidade nasal (as narinas) e denominadas epitélio ciliado. Esse revestimento movimenta-se para retirar das vias aéreas todo tipo de invasor e é por causa dele que, por exemplo, tossimos quando aspiramos alguma coisa que não seja ar.

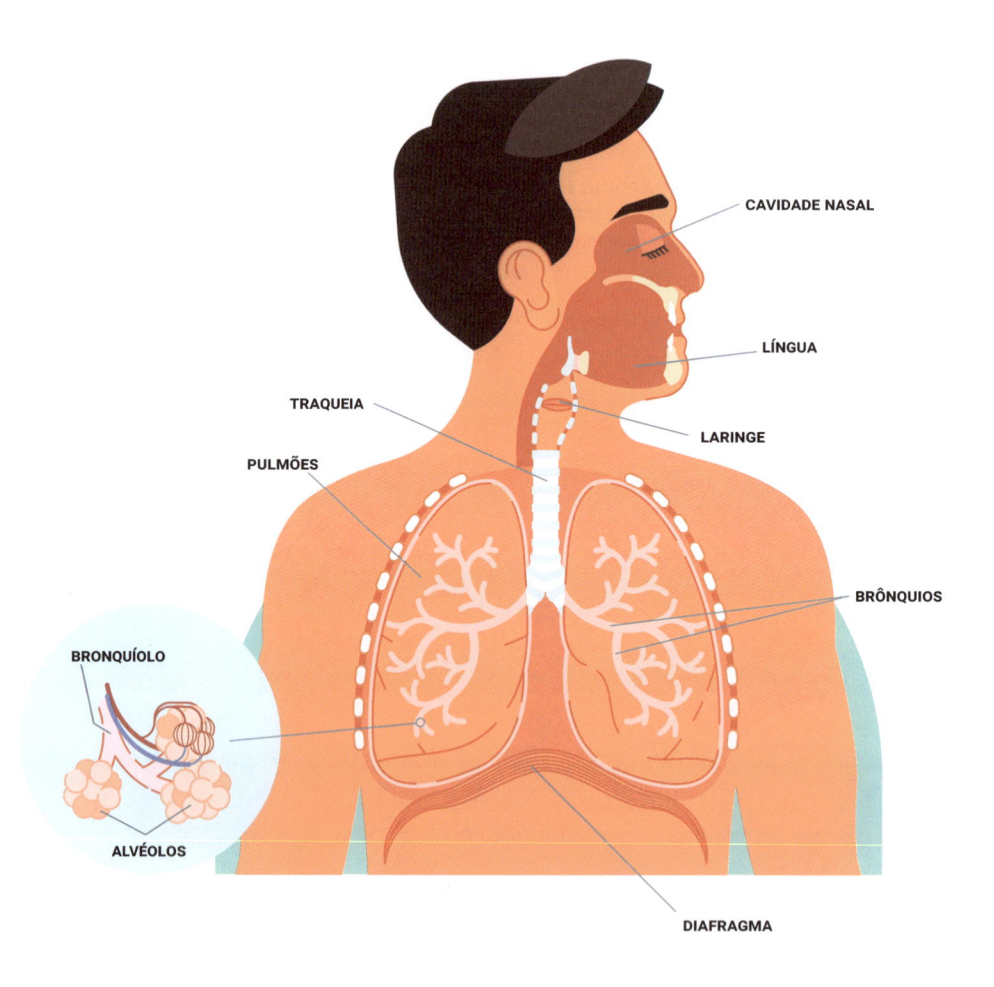

SISTEMA RESPIRATÓRIO.

INSUFICIÊNCIA RESPIRATÓRIA AGUDA

Consiste na incapacidade súbita do sistema respiratório em manter a oferta normal de oxigênio aos órgãos e tecidos, por causa da desregulação das trocas gasosas em qualquer setor do sistema respiratório.

A insuficiência respiratória aguda pode ser classifica em dois tipos:

- **INSUFICIÊNCIA RESPIRATÓRIA HIPOXÊMICA (TIPO I):** ALTERAÇÃO NAS TROCAS GASOSAS PULMONARES NA REGIÃO DA BARREIRA ALVEOLOARTERIAL, ACARRETANDO HIPOXEMIA (CONCENTRAÇÃO, ABAIXO DA NORMAL, DE OXIGÊNIO NO SANGUE);

- **INSUFICIÊNCIA RESPIRATÓRIA VENTILATÓRIA (TIPO II):** DIMINUIÇÃO DA VENTILAÇÃO ALVEOLAR E CONSEQUENTE HIPERCAPNIA (EXCESSO DE DIÓXIDO DE CARBONO NO SANGUE).

QUADRO 1. SINAIS E SINTOMAS DE INSUFICIÊNCIA RESPIRATÓRIA.

TIPO DA INSUFICIÊNCIA	SINAIS E SINTOMAS
HIPOXÊMICA (TIPO I)	No sistema nervoso central: confusão, instabilidade motora, convulsões, coma.
	No sistema cardiovascular: taquicardia e hipotensão (hipoxemia inicial); bradicardia, hipotensão arterial, oligúria, cianose de extremidades (hipoxemia grave).
	No sistema respiratório: taquipneia, dispneia, uso de musculatura acessória.
VENTILATÓRIA (TIPO II)	No sistema nervoso central: apreensão, confusão, torpor, coma.
	No sistema cardiovascular: sinais de vasoconstrição (cianose de extremidades) ou vasodilatação.
	No sistema respiratório: taquipneia, dispneia, uso de musculatura acessória.

PNEUMOTÓRAX

É o acúmulo de ar no espaço entre o pulmão e a pleura (membrana que envolve cada um dos pulmões externamente, e a cavidade torácica internamente), provocado geralmente por trauma perfurocortante pulmonar. Esse ar acumulado impede a total expansão pulmonar, diminuindo o volume corrente, que é a quantidade de ar que entra e sai dos pulmões a cada ciclo ventilatório (inspiração e expiração). O resultado é dispneia, hipoinsulflação do pulmão comprometido e sensação de falta de ar.

Pode acontecer também em razão de iatrogenia, durante a passagem de cateter venoso central, principalmente por punções de veia subclávia. O diagnóstico é realizado por raio x de tórax, e o tratamento consiste em puncionar o local em que está o acúmulo de ar com um dispositivo intravenoso periférico flexível.

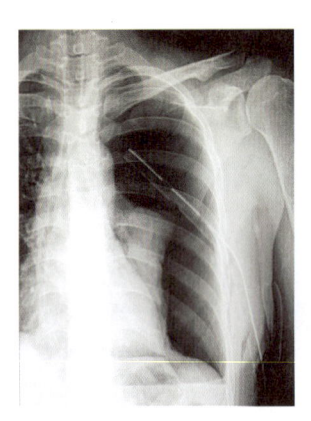

RAIO X DE TÓRAX DE PACIENTE COM PNEUMOTÓRAX: OBSERVE A ÁREA MAIS CLARA CONTORNANDO O PULMÃO À DIREITA.

ASSISTÊNCIA DE ENFERMAGEM — PNEUMOTÓRAX

» Manter o paciente com cabeceira elevada a 90 graus (posição Fowler), a fim de facilitar a expansão diafragmática.
» Controlar os sinais vitais conforme prescrição de enfermagem.
» Observar, anotar e comunicar sinais de desconforto respiratório e SpO2 < 95%.
» Instalar cateter nasal de oxigênio ou máscara de oxigênio conforme prescrição médica.

HEMOTÓRAX E DERRAME PLEURAL

Consiste em acúmulo de sangue (hemotórax) ou líquidos (derrame pleural) no espaço pleural. O trauma torácico é a causa mais comum de hemotórax, que também pode acontecer por iatrogenia, durante a passagem de cateter venoso central.

No caso do derrame pleural, as causas mais comuns são insuficiência cardíaca congestiva, pneumonia, neoplasia (câncer), tuberculose e embolia pulmonar.

Entre os sintomas sugetivos de hemotórax e derrame pleural estão:

- DISPNEIA;
- TOSSE;
- DOR TORÁCICA DURANTE A RESPIRAÇÃO;
- EXPECTORAÇÃO SANGUINOLENTA.

O diagnóstico pode ser confirmado com raio x de tórax, e o tratamento é a toracocentese, que consiste em drenar o líquido/sangue por meio de um tubo. O paciente fica sentado e encostado em uma mesa, para expor as costas e facilitar a punção.

ASSISTÊNCIA DE ENFERMAGEM – HEMOTÓRAX E DERRAME PLEURAL

- » Manter o paciente com cabeceira elevada a 90 graus (posição Fowler), a fim de facilitar a expansão diafragmática até que seja realizada a toracocentese.
- » Controlar os sinais vitais conforme prescrição de enfermagem.
- » Observar, anotar e comunicar sinais de desconforto respiratório e SpO2 < 95%.
- » Instalar cateter nasal de oxigênio ou máscara de oxigênio conforme prescrição médica.
- » Preparar material para a toracocentese e auxiliar o médico durante o procedimento.
- » Preparar frasco coletor com selo d'água com cerca de 300 mL de soro fisiológico 0,9%.
- » Manipular o frasco coletor de forma asséptica.

- » Mensurar drenagem de 6/6 horas, marcando no frasco coletor o horário da mensuração (utilizar fita crepe e caneta esferográfica).
- » Observar e anotar oscilação no tubo extensor do líquido drenado conforme inspiração e avisar caso não esteja ocorrendo.
- » Observar, anotar e comunicar presença de bolhas no líquido drenado, no frasco coletor.
- » Realizar curativo diário no local de inserção do dreno, anotando aspecto e presença de secreção (caso haja).
- » Clampear o tubo extensor do dreno, para que não haja entrada de ar, e desclampear após o término da manipulação.
- » Trocar o selo d'água a cada 12 ou 24 horas, conforme prescrição de enfermagem. Realizar esse procedimento na sequência explicada abaixo.
    1. Lavar as mãos.
    2. Calçar luvas de procedimento.
    3. Levar jarro ou cálice dosador para local próximo do frasco coletor.
    4. Trocar as luvas (lembrar-se de lavar as mãos antes de calçar as luvas limpas).
    5. Vestir máscara simples.
    6. Colocar o frasco coletor em ambiente limpo e seco, atentando para não tracionar o dreno.
    7. Clampear o tubo extensor.
    8. Abrir o frasco coletor.
    9. Despejar o conteúdo no jarro/cálice dosador, segurando a tampa com a mão não dominante, tomando cuidado para não a encostar em nada.
    10. Repousar a tampa do frasco coletor dentro do frasco.
    11. Abrir de forma asséptica o soro fisiológico 0,9%.
    12. Segurar a tampa do frasco coletor com a mão não dominante, tomando cuidado para não a encostar em nada, e despejar o soro fisiológico 0,9% no frasco coletor.
    13. Fechar o frasco coletor e desclampear o tubo extensor do dreno.
    14. Colar fita específica para mensuração de líquido drenado (ou fita crepe), marcando o nível do selo d'água, a data, o horário da troca e o nome do profissional que realizou o procedimento.

CRISE ASMÁTICA

É uma emergência médica muito comum no Brasil e pode ser definida como uma piora aguda da asma brônquica, caracterizada por aumento progressivo na dispneia, sibilos e tosse seca, acompanhados de diminuição do volume inspiratório. A crise asmática apresenta desde quadros leves até mais graves, nos quais há risco de morte.

Os fatores desencadeantes são diversos, mas todos induzem inflamação nas vias aéreas e broncoespasmo.

O diagnóstico geralmente é clínico, e o tratamento, segundo os autores Dalcin e Perin (2009), tem como metas:

- MANTER A OXIGENAÇÃO DOS TECIDOS (OXIGENIOTERAPIA COM VENTILAÇÃO MECÂNICA NÃO INVASIVA PARA OS CASOS MAIS GRAVES);
- ALIVIAR A BRONCOCONSTRIÇÃO (BRONCODILATADORES β-AGONISTAS DE CURTA DURAÇÃO);
- REDUZIR A INFLAMAÇÃO (CORTICOSTEROIDES SISTÊMICOS OU INALATÓRIOS);
- PREVENIR FUTURAS CRISES (CORTICOSTEROIDES SISTÊMICOS).

ASSISTÊNCIA DE ENFERMAGEM – CRISE ASMÁTICA

» Manter o paciente com cabeceira elevada a 90 graus (posição Fowler).
» Controlar os sinais vitais após a inalação.
» Observar e anotar padrão e frequência respiratórios.
» Observar, anotar e comunicar presença de arritmias cardíacas, náuseas, vômitos, tremores, tosse e persistência do quadro respiratório.

REVISÃO DE TÓPICOS
(Respostas no Anexo; ver página 183.)

8.1 A NECESSIDADE DE OXIGENAÇÃO É UMA DAS MAIS IMPORTANTES E VITAIS PARA A MANUTENÇÃO DA ESTABILIDADE ORGÂNICA. COM RELAÇÃO AOS PRINCÍPIOS DA OXIGENAÇÃO, ASSINALE A ALTERNATIVA CORRETA.

A. ( ) A ADMINISTRAÇÃO DE OXIGÊNIO É UM PROCEDIMENTO TERAPÊUTICO DESTINADO A PREVENIR E TRATAR A HIPÓXIA, AUMENTANDO O CONTEÚDO DE OXIGÊNIO NO SANGUE ARTERIAL.

B. ( ) SÃO SINAIS INDICATIVOS DE INSUFICIÊNCIA RESPIRATÓRIA OU MAU FUNCIONAMENTO RESPIRATÓRIO: CIANOSE, ELEVAÇÃO DA PRESSÃO ARTERIAL, VÔMITOS E DESORIENTAÇÃO.

C. ( ) A CAPACIDADE DO ORGANISMO DE SATISFAZER A SUAS NECESSIDADES DE OXIGÊNIO INDEPENDE DO ADEQUADO FUNCIONAMENTO DOS SISTEMAS VASCULAR E RESPIRATÓRIO, POIS A HEMATOSE (TRANSFORMAÇÃO DO SANGUE VENOSO EM ARTERIAL, POR MEIO DE OXIGENAÇÃO NOS PULMÕES) OCORRE EM NÍVEL ALVEOLAR.

D. ( ) A ASPIRAÇÃO DAS VIAS AÉREAS DIFICULTA A ADEQUADA HEMATOSE.

8.2 NA AVALIAÇÃO DE UM PACIENTE DE 45 ANOS E PORTADOR DE DPOC, A ENFERMEIRA IDENTIFICOU A PRESENÇA DE SIBILOS NA AUSCULTA PULMONAR E AUMENTO DA PRESSÃO DE CO_2 NO SANGUE. A QUE FATORES PODEM SER ATRIBUÍDOS ESSES ACHADOS?

9

TRAUMA E POLITRAUMA

Trauma é a condição clínica caracterizada por lesão produzida por agentes físicos, químicos ou elétricos, que ocorre de forma acidental ou intencional, capaz de produzir perturbações locais ou sistêmicas. Politrauma consiste na condição clínica na qual um indivíduo sofre trauma em mais de uma região do corpo. É considerada uma condição clínica grave.

ATENDIMENTO INICIAL AO POLITRAUMATIZADO

A cena é comum: plantão noturno na sala de trauma de um hospital de emergência. Ouve-se a sirene da viatura de socorro, e sem demora chega a equipe do resgate com o paciente: homem, cerca de 30 anos, vítima de acidente envolvendo carro e moto. À primeira vista, veem-se sangue e escoriações pelo corpo da vítima. E começa o atendimento no hospital, seguindo as seis letras que todo profissional de saúde envolvido com traumas deve conhecer: XABCDE.

QUADRO 1. ETAPAS DO ATENDIMENTO INICIAL AO PACIENTE POLITRAUMATIZADO (XABCDE).

LETRA	SIGNIFICADO	AÇÃO
X	Hemorragia exsanguinante.	Conter hemorragias externas graves com compressão local.
A	Vias aéreas e proteção da coluna cervical.	Imobilizar a coluna cervical e abrir vias aéreas com a técnica de elevação da mandíbula.
B	Boa ventilação.	Avaliar a frequência respiratória. Observar: » se os movimentos torácicos estão simétricos; » se há de cianose de extremidades; » se há desvio de traqueia; » se há utilização da musculatura acessória.
C	Cardiocirculatório.	Controlar hemorragias com compressão local. Avaliar pulsos periféricos e de grandes artérias; se necessário, iniciar RCP. Observar se há sinais de baixo débito: » tempo de enchimento capilar lentificado; » pele fria e pegajosa; » alterações no nível de consciência (obnubilação, torpor, coma).
D	Disfunção neurológica.	Avaliação do nível de consciência e da fotorreação pupilar, buscando sinais de disfunção neurológica.
E	Exposição completa do paciente.	Avaliar a pele quanto à presença de fraturas, hematomas e sangramentos.

A aplicação das etapas XABCDE visa evitar complicações comuns em pacientes politraumatizados e minimizar o risco de morte.

ESCALA DE COMA DE GLASGOW

A Escala de Coma de Glasgow foi publicada pela primeira vez em 1974 por Graham Teasdale e Bryan J. Jennett, médicos do Instituto de Ciências Neurológicas de Glasgow (Escócia). O intuito dessa publicação era fornecer uma estrutura lógica e normatizada de atendimento ao paciente em coma que apontasse não só a profundidade do dano neurológico como também a duração clínica de inconsciência e coma.

A escala se mostrou efetiva e é utilizada tanto por médicos como por enfermeiros para avaliar o prognóstico e a gravidade dos pacientes em coma. A escala original avaliava a melhor reposta para três itens: abertura ocular, resposta verbal e resposta motora. Em 2018, foi atualizada com o acréscimo do item reatividade pupilar (fotorreação pupilar).

O trauma pode ser classificado com base nos resultados obtidos pela Escala de Coma de Glasgow em:

- **LEVE:** DE 13 A 15 PONTOS;
- **MODERADO:** DE 9 A 12 PONTOS;
- **GRAVE:** DE 1 A 8 PONTOS.

Caso a avaliação de algum dos quatro itens seja considerada inviável pelo profissional de saúde, ele deve informar que a escala não é aplicável e não deve utilizá-la.

A aplicação da Escala de Coma de Glasgow é privativa do enfermeiro, em razão de sua complexidade técnica, não cabendo nem ao auxiliar de enfermagem nem ao técnico essa atividade (Coren-SP, 2014).

TRAUMA CRANIOENCEFÁLICO

O traumatismo cranioencefálico (TCE) ocorre quando forças mecânicas são transmitidas ao tecido cerebral. A lesão pode ser originada por colisão, impacto ou penetração de algum corpo estranho na cabeça.

O principal mecanismo do TCE pode ser classificado em dois tipos: lesão cerebral focal e lesão cerebral difusa (GENTILE et al., 2011):

- **LESÃO CEREBRAL FOCAL:** PROVENIENTE DE TRAUMA DIRETO, RESULTA EM CONTUSÃO, LACERAÇÃO E HEMORRAGIA INTRACRANIANA;
- **LESÃO CEREBRAL DIFUSA:** RESULTADO DE ACELERAÇÃO E DESACELERAÇÃO, CAUSA LESÃO AXONAL DIFUSA E EDEMA CEREBRAL.

ASSISTÊNCIA DE ENFERMAGEM — TCE

- » Controlar os sinais vitais na admissão do paciente e conforme prescrição de enfermagem.
- » Na ausência de pulsos palpáveis, iniciar os procedimentos de RCP.
- » Puncionar acesso venoso calibroso.
- » Observar, anotar e comunicar SpO2 < 95%.
- » Manter o paciente acordado, objetivando avaliar alterações no nível de consciência.
- » Observar, anotar e comunicar existência de sangramentos ou saída de líquor pelos orifícios anatômicos (nariz, ouvidos e boca).
- » Observar, anotar e comunicar existência de sangramento ocular.
- » Observar, anotar e comunicar rebaixamento do nível de consciência.

TRAUMA CERVICAL

As fraturas da coluna cervical e da coluna vertebral são decorrentes de tensão ou pressão excessivas no pescoço ou na coluna, resultando em uma lesão na qual a principal complicação é a invalidez permanente por paralisia. Normalmente decorrem de acidentes automobilísticos e de moto, quedas, mergulhos em piscina e prática de alguns esportes.

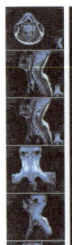

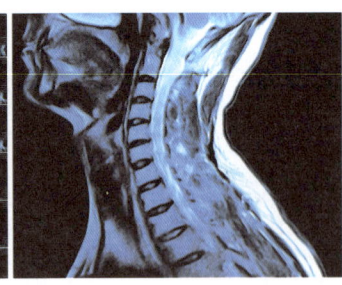

RESSONÂNCIA MAGNÉTICA DA COLUNA CERVICAL.

ASSISTÊNCIA DE ENFERMAGEM – TRAUMA CERVICAL

- » Controlar os sinais vitais na admissão do paciente e conforme prescrição de enfermagem.
- » Na ausência de pulsos palpáveis, iniciar os procedimentos de RCP.
- » Puncionar acesso venoso calibroso.
- » Observar, anotar e comunicar SpO2 < 95%.
- » Não movimentar o paciente até que ele esteja adequadamente imobilizado; em caso de desconforto ou dor, não o manipular.
- » Durante qualquer movimento, assegurar-se de que a cabeça, o pescoço e a coluna estejam devidamente alinhados, evitando que o paciente realize movimentos de flexão, extensão e lateralização de cabeça e pescoço.
- » Observar, anotar e comunicar queixas de parestesia, paresia ou plegia de um ou mais membros.
- » Observar, anotar e comunicar existência de sangramentos ou saída de líquor pelos orifícios anatômicos (nariz, ouvidos e boca).
- » Observar, anotar e comunicar existência de sangramento ocular.
- » Observar, anotar e comunicar rebaixamento do nível de consciência.

TRAUMA TORÁCICO

Provocado, em sua maioria, por acidentes automobilísticos, armas de fogo ou arma branca, a gravidade de um trauma torácico está diretamente relacionada ao tipo de lesão associada. Até que se tenha o diagnóstico exato das lesões, deve-se considerar que a vítima corre risco de instabilização hemodinâmica.

Nas contusões torácicas nem sempre existe lesão aparente na pele; é possível haver apenas um hematoma ou até mesmo não se ver qualquer tipo de alteração.

Nos traumatismos abertos ou ferimentos torácicos, podem surgir complicações maiores, e os ferimentos podem ser classificados como penetrantes (quando atingem a pleura, o pericárdio ou o mediastino). As alterações respiratórias e metabólicas podem ser acentuadas no trauma torácico penetrante, e há possibilidade de tais alterações se agravarem em razão da idade do paciente ou pela existência de doenças cardiopulmonares prévias.

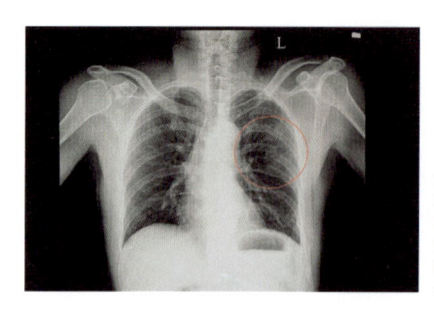

RADIOGRAFIA DE TÓRAX DE UM PACIENTE COM TRAUMA TORÁCICO MOSTRA DA 5ª À 8ª COSTELAS FRATURADAS NO LADO ESQUERDO (CÍRCULO VERMELHO) E CONTUSÃO PULMONAR.

Quanto à localização do ferimento, esse tipo de trauma pode ser classificado em:

- TORÁCICO;
- CERVICOTORÁCICO (QUANDO ENVOLVE A COLUNA CERVICAL);
- TORACOABDOMINAL (QUANDO ENVOLVE O ABDOME).

ASSISTÊNCIA DE ENFERMAGEM – TRAUMA TORÁCICO

- » Controlar os sinais vitais na admissão do paciente e conforme prescrição de enfermagem.
- » Na ausência de pulsos palpáveis, iniciar os procedimentos de RCP.
- » Puncionar acesso venoso calibroso.
- » Observar, anotar e comunicar SpO2 < 95%.
- » Observar, anotar e comunicar rebaixamento do nível de consciência, hipotensão, taquicardia, oligúra e cianose de extremidades.
- » Avaliar nível da dor em intervalos regulares conforme prescrição de enfermagem.
- » Administrar analgésicos conforme prescrição médica.
- » Caso haja lesão perfurante no tórax, realizar curativo de três pontos utilizando material impermeável para cobertura. Fixar apenas três das quatro extremidades, deixando uma das bordas livres (para prevenir pneumotórax).

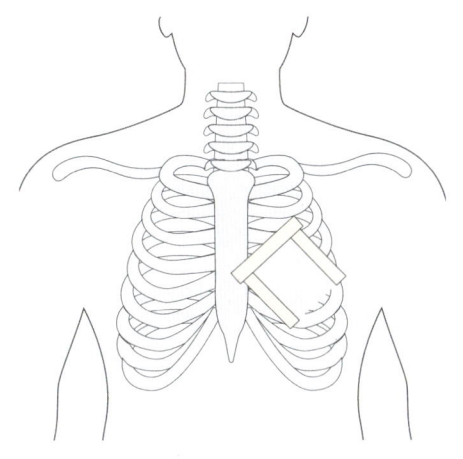

CURATIVO EM LESÃO PERFURANTE NO TÓRAX: DE TRÊS PONTOS, DE MATERIAL IMPERMEÁVEL, FIXO EM SOMENTE TRÊS DAS QUATRO EXTERMIDADES E COM UMA DAS BORDAS LIVRES.

TRAUMA ABDOMINAL

Pode ser causado por contusão, perfuração, penetração de objetos, arma branca, arma de fogo. É classificado em fechado ou aberto.

- **TRAUMA FECHADO:** PROVOCADO POR CONTUSÕES, CONFIGURA-SE PELO EFEITO DO IMPACTO SOBRE A PAREDE ABDOMINAL, PORÉM NÃO PROVOCA LESÃO DA PELE. PODE APRESENTAR LESÕES VISCERAIS GRAVES, EVOLUINDO PARA ALGUMA PERFURAÇÃO (NO CASO DE VÍSCERAS OCAS, COMO O ESTÔMAGO E A BEXIGA) OU HEMORRAGIA (EM ÓRGÃO SÓLIDO, COMO O FÍGADO, OU ALGUM VASO IMPORTANTE).

- **TRAUMA ABERTO:** VARIA DESDE UMA UMA SIMPLES LESÃO PERFURANTE OU PERFUROCORTANTE ATÉ UMA RUPTURA DA PAREDE ABDOMINAL SUFICIENTE PARA OCORRER UMA EVISCERAÇÃO.

ASSISTÊNCIA DE ENFERMAGEM — TRAUMA ABDOMINAL

- » Controlar os sinais vitais na admissão do paciente e conforme prescrição de enfermagem.
- » Na ausência de pulsos palpáveis, iniciar os procedimentos de RCP.
- » Puncionar acesso venoso calibroso.
- » Manter o paciente em decúbito dorsal, com elevação de 30 graus da cabeceira, para facilitar expansão diafragmática.

- » Caso haja evisceração, proteger as vísceras com compressas cirúrgicas estéreis molhadas com soro fisiológico 0,9% (manter as compressas cirúrgicas úmidas, para não aderirem às vísceras).
- » Observar, anotar e comunicar rebaixamento do nível de consciência, hipotensão, taquicardia, oligúra e cianose de extremidades.
- » Avaliar nível da dor em intervalos regulares conforme prescrição de enfermagem.
- » Administrar analgésicos conforme prescrição médica.
- » Manter paciente em jejum conforme prescrição médica.

TRAUMA DE PELVE

A pelve é a estrutura que protege o sistema urinário, os grandes vasos e os nervos dos membros inferiores. O traumatismo dessa região pode acarretar disfunção urológica e/ou neurológica, com risco de morte, bem como hemorragias. O traumatismo pélvico ocorre frequentemente em razão de acidentes automobilísticos, queda ou esmagamento. A maior parte das lesões da pelve envolve fratura, com ou sem danos aos tecidos subjacentes. As lesões são classificadas em:

- **ESTÁVEIS:** COM RUPTURA DO ARCABOUÇO ÓSSEO DA PELVE OU DO CÓCCIX, SEM DESLOCAMENTO;
- **INSTÁVEIS:** COM FRATURAS EM MAIS DE UM LOCAL, OU NO ACETÁBULO.

ASSISTÊNCIA DE ENFERMAGEM — TRAUMA DE PELVE

- » Controlar os sinais vitais na admissão do paciente e conforme prescrição de enfermagem.
- » Na ausência de pulsos palpáveis, iniciar os procedimentos de RCP.
- » Puncionar acesso venoso calibroso.
- » Observar, anotar e comunicar rebaixamento do nível de consciência, hipotensão, taquicardia, oligúra e cianose de extremidades.
- » Observar, anotar e comunicar presença de hematúria.

LUXAÇÃO

Consiste no deslocamento da extremidade de um osso ao nível da articulação; ocorre quando as superfícies articulares dos ossos formadores das articulações estão em desalinho, ou seja, fora do contato anatômico.

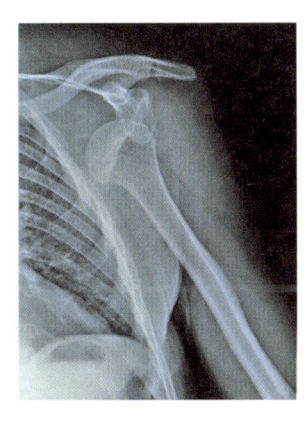

RADIOGRAFIA QUE MOSTRA LUXAÇÃO NO OMBRO.

ASSISTÊNCIA DE ENFERMAGEM – LUXAÇÃO (ANTES DO ATENDIMENTO DO ORTOPEDISTA)

» Manipular o mínimo possível o local afetado, imobilizando-o.
» Não permitir que o paciente se levante ou se mova.
» Manter o local afetado em um nível mais elevado que o do restante do corpo e aplicar compressas de gelo para diminuir o edema, a dor e a progressão do hematoma.
» Avaliar nível da dor em intervalos regulares conforme prescrição de enfermagem.
» Administrar analgésicos conforme prescrição médica.

FRATURA

Denomina-se fratura a ruptura na continuidade do osso decorrente da exposição a um estresse maior do que aquela que ele pode suportar, seja por impacto direto, forças de esmagamento, movimentos de torção repentinos ou contrações musculares extremas. Pode ser classificada em:

- **FECHADA:** QUANDO NÃO HÁ EXPOSIÇÃO ÓSSEA;
- **EXPOSTA:** AQUELA EM QUE OSSO ESTÁ OU ESTEVE EXPOSTO;
- **SIMPLES:** QUANDO O OSSO SE PARTE EM APENAS DOIS FRAGMENTOS;
- **COMINUTIVA:** REFERENTE AOS CASOS EM QUE O OSSO SE PARTE EM VÁRIOS FRAGMENTOS;
- **EM GALHO VERDE:** QUANDO NÃO HÁ SEPARAÇÃO COMPLETA DO OSSO (MUITO COMUM EM CRIANÇAS);
- **DEPRESSIVA:** AQUELA EM QUE A FRATURA COMINUTIVA ADENTRA A LESÃO (COMUM EM TRAUMATISMO CRANIOENCEFÁLICO);
- **POR COMPRESSÃO:** QUANDO OCORRE ESMAGAMENTO DO OSSO.

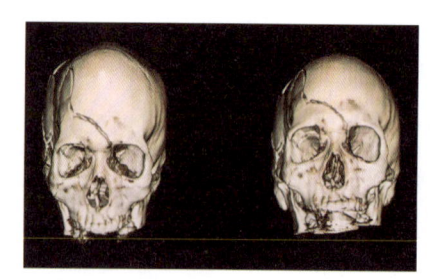

FRATURA COMINUTIVA.

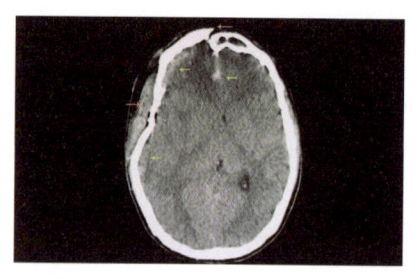

FRATURA DEPRESSIVA
(SETA VERMELHA NA LATERAL DO CRÂNIO).

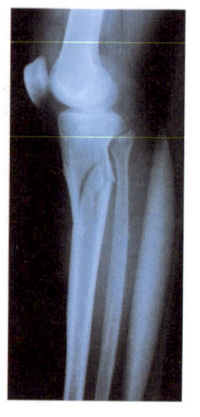

FRATURA EM GALHO VERDE NA TÍBIA.

O tratamento é realizado por um médico ortopedista e visa restaurar os fragmentos da fratura e fixar as peças ósseas em seu local anatômico até a cicatrização. É possível fazer:

- **REDUÇÃO FECHADA:** A MANOBRA PARA LEVAR O OSSO AO SEU LUGAR, SEGUIDA DE IMOBILIZAÇÃO POR APARELHO GESSADO;
- **TRAÇÃO:** A AÇÃO DE UM PESO ALINHADO COM A EXTREMIDADE FRATURADA, O QUE MANTÉM A REDUÇÃO DA FRATURA E IMOBILIZA O SEGMENTO;
- **REDUÇÃO CIRÚRGICA:** A COLOCAÇÃO DO OSSO DE VOLTA AO LUGAR POR MEIO DE CIRURGIA, COM COLOCAÇÃO DE PINOS, PLACAS, PARAFUSOS.
- **CIRURGIA DE PRÓTESE (ARTROPLASTIA):** A INSERÇÃO CIRÚRGICA DE UMA PRÓTESE SUBSTITUINDO UMA ARTICULAÇÃO. A ARTROPLASTIA PODE SER FEITA NÃO APENAS EM DECORRÊNCIA DE FRATURA COMO TAMBÉM POR CAUSA DO DESGASTE DA ARTICULAÇÃO (COMUM EM IDOSOS).

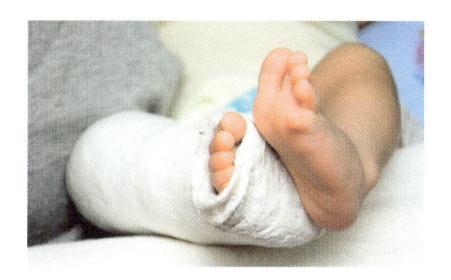

APARELHO GESSADO.

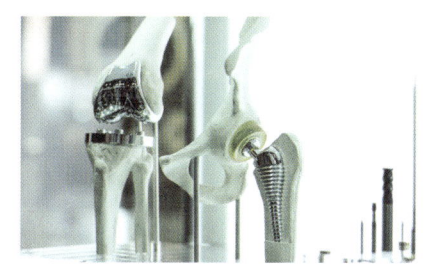

PRÓTESE (COLOCADA EM CIRURGIA).

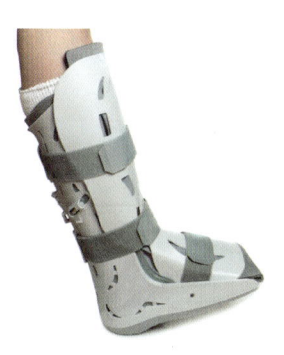

BOTA ORTOPÉDICA IMOBILIZADORA.

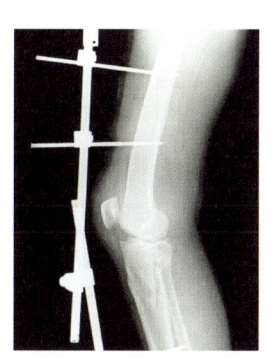

RADIOGRAFIA MOSTRANDO FIXADOR EXTERNO (COLOCADO NO FÊMUR COM INTERVENÇÃO CIRÚRGICA).

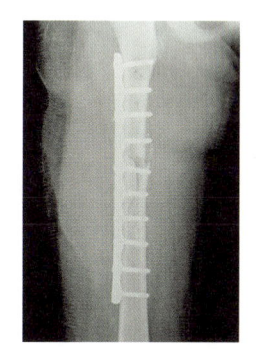

FIXADOR INTERNO, COLOCADO COM INTERVENÇÃO CIRÚRGICA.

ASSISTÊNCIA DE ENFERMAGEM – FRATURA (ANTES DO ATENDIMENTO DO ORTOPEDISTA)

- » Manipular o mínimo possível o local afetado.
- » Não permitir que o paciente se levante ou se mova.
- » Expor o local: cortar ou remover as roupas.
- » Limpar ferimentos com soro fisiológico 0,9% utilizando seringa de 20 mL e agulha 40×12 para fazer um jato. Cobrir com gaze estéril embebida em AGE.[1]
- » Controlar sangramentos nas lesões expostas, lavando com soro fisiológico 0,9% gelado.
- » Manter o local afetado em nível mais elevado que o do restante do corpo e aplicar compressas de gelo para diminuir o edema, a dor e a progressão do hematoma.

---

[1] Sigla referente a ácidos graxos essenciais, para a proteção da pele.

REVISÃO DE TÓPICOS
(Respostas no Anexo; ver página 183.)

9.1 O TRAUMA CRANIOENCEFÁLICO É CAUSADO POR UMA AGRESSÃO OU POR UMA ACELERAÇÃO OU DESACELARAÇÃO DE ALTA INTENSIDADE DO CÉREBRO DENTRO DO CRÂNIO. MOVIMENTO GALOPE—CONTRAGALOPE. ASSINALE A ALTERNATIVA QUE NÃO APRESENTA UM CUIDADO PARA A VÍTIMA DE TCE.

A. ( ) EM CASO DE SUSPEITA DE LESÃO MEDULAR, ESTABILIZAR A CABEÇA E O PESCOÇO.
B. ( ) ELEVAR OS MEMBROS INFERIORES.
C. ( ) MONITORAR OS SINAIS VITAIS.
D. ( ) PREVER A OCORRÊNCIA DE VÔMITOS: SE NECESSÁRIO, VIRAR VÍTIMA DE LADO, EM BLOCO.

9.2 CITE, NO MÍNIMO, DOIS CUIDADOS DE ENFERMAGEM PRIORITÁRIOS AO PACIENTE VÍTIMA DE TRAUMA CORTOCONTUSO (ESFAQUEAMENTO) EM TÓRAX, COM PNEUMOTÓRAX.

_____
_____
_____
_____
_____
_____
_____

10

URGÊNCIAS RELACIONADAS AO SISTEMA NEUROLÓGICO

O sistema neurológico, com o sistema endócrino, controla e regula todas as funções do organismo. Para tanto, esse sistema é formado por tecido especializado, que recebe estímulos tanto internos como externos e reage a eles em fração de segundos. É dividido em:

- SISTEMA NERVOSO CENTRAL (SNC), COMPOSTO PELO ENCÉFALO (CÉREBRO, CEREBELO E TRONCO ENCEFÁLICO);
- MEDULA ESPINHAL E SISTEMA NERVOSO PERIFÉRICO, EM QUE HÁ OS NERVOS CRANIANOS E ESPINHAIS, OS GÂNGLIOS E AS TERMINAÇÕES NERVOSAS.

Portanto, as alterações relacionadas ao sistema neurológico (ou sistema nervoso) podem impactar a movimentação musculoesquelética, o nível de consciência e até o funcionamento de órgãos e sistemas.

CONVULSÃO

É denominada crise convulsiva ou epiléptica a alteração involuntária e repentina nos sentidos, no comportamento, na atividade muscular ou no nível de consciência como resultado da irritação das células cerebrais ou da superatividade destas. Essas crises constituem uma emergência neurológica frequente, quase sempre relacionada a algum grau de morbidade.

Os agentes precipitantes das crises podem estar relacionados a fatores que variam conforme a idade da pessoa atingida.

- **CRIANÇAS:** GERALMENTE APRESENTAM CRISE CONVULSIVA POR ELEVAÇÃO MUITO RÁPIDA DA TEMPERATURA, INFECÇÃO NO SNC E TRAUMA CRANIOENCEFÁLICO.
- **ADOLESCENTES E ADULTOS JOVENS (DE 15 A 34 ANOS):** PODEM APRESENTAR CONVULSÃO POR TRAUMA CRANIOENCEFÁLICO E USO ABUSIVO DE SUBSTÂNCIAS ÁLCOOL E DROGAS.
- **ADULTOS ENTRE 35 E 64 ANOS:** NESSE PÚBLICO, TEMOS COMO FATORES PRECIPITANTES ABSTINÊNCIA ALCOÓLICA, ACIDENTE VASCULAR ENCEFÁLICO E TUMOR INTRACRANIANO.
- **PACIENTES COM MAIS DE 65 ANOS:** A CONVULSÃO PODE DECORRER DE DOENÇA CEREBROVASCULAR E ALGUNS MEDICAMENTOS.

Há ainda crises causadas por distúrbios metabólicos que podem ocorrer em qualquer faixa etária, como hiperglicemia e hipoglicemia, hiponatremia e hipercalcemia.

O estado de mal epiléptico é aquele no qual há uma crise prolongada, o que quer dizer mais de 5 minutos de atividade tônico-clônica (ver quadro 1), ou várias crises consecutivas. O estado de mal epilético pode levar a dano neuronal permanente, em razão da hipóxia. É uma emergência médica que necessita de tratamento imediato, pois está associada a alta mortalidade e complicações sistêmicas, como edema pulmonar, pneumonia aspirativa, arritmias cardíacas, hipertermia e colapso cardiovascular.

> NUNCA SEGURE NENHUMA PARTE DO CORPO DA VÍTIMA: ELA PODE FRATURAR OSSOS OU LESIONAR MÚSCULOS. TAMBÉM NÃO COLOQUE SEU DEDO OU QUALQUER OUTRO OBJETO NA BOCA DA VÍTIMA DURANTE AS FASES EM QUE HÁ CONTRAÇÃO: ELA PODE CORTAR SEU DEDO OU O OBJETO E SE ENGASGAR COM ELES.

QUADRO 1. ESTÁGIOS DO ESTADO DE MAL EPILÉPTICO.

FASE	DURAÇÃO	CARACTERÍSTICAS E EXEMPLOS
AURA ("AVISO")	Apenas alguns segundos.	A pessoa pode apresentar alucinações visuais ou auditivas, gosto estranho na boca, sensações dolorosas.
TÔNICA	De 15 a 20 segundos.	Há perda de consciência, os olhos viram para cima, ocorrem contrações musculares contínuas e apneia.
HIPERTÔNICA	De 5 a 15 segundos.	Ocorre rigidez muscular extrema.
CLÔNICA	De 30 a 60 segundos.	Rigidez e relaxamento muscular se alternam de modo rítmico e em sucessões rápidas, a saliva torna-se espumosa, e a vítima pode perder o controle urinário e intestinal.
DESCARGA AUTÔNOMA	Alguns segundos.	Há hiperventilação (respiração rápida e profunda), salivação e taquicardia.
PÓS-CRISE CONVULSIVA	Variável. Quanto mais longa, mais grave.	Há coma ou torpor.
ESTUPOR PÓS-ICTAL	De 5 a 30 minutos, geralmente.	Todos os músculos se relaxam, e a vítima entra em sono profundo.

O tratamento farmacológico da convulsão é realizado com anticonvulsivantes como carbamazepina, valproato e lamotrigina.

ASSISTÊNCIA DE ENFERMAGEM – CONVULSÃO

- » Proteger a cabeça do paciente com travesseiro.
- » Afastar da pessoa objetos que podem machucá-la.
- » Manter as vias aéreas desobstruídas: após a fase clônica, virar a vítima de lado, mantendo a cabeça dela na linha do corpo.
- » Manter grades elevadas, pois o paciente apresenta risco de queda em razão dos medicamentos.
- » Manter a campanhia de solicitação da equipe de enfermagem acessível ao paciente, preferencialmente perto de uma das mãos.
- » Auxiliar o paciente na deambulação, pois há risco de queda.
- » Auxiliar o paciente no banho de aspersão, também por causa do risco de queda.
- » Observar, anotar e comunicar alterações no nível de consciência, atentando para estados de rebaixamento do nível de consciência como sonolência, confusão mental e obnubilação.
- » Observar e anotar frequência e ritmo respiratórios, comunicando alterações.
- » Observar, anotar e comunicar presença de alterações na coordenação motora.

SÍNCOPE

Síncope ou desmaio é a perda repentina e breve da consciência que ocorre quando o cérebro é temporariamente privado de oxigênio. Não é uma doença, mas pode constituir um sintoma de várias condições ou doenças.

Antes de ter a síncope, o paciente apresenta alguns sinais de advertência. Os mais comuns são náuseas, vertigem, miastenia, tremores musculares involuntários, dor abdominal profunda e cefaleia latejante.

ASSISTÊNCIA DE ENFERMAGEM – SÍNCOPE

- » Se o paciente ainda não estiver desmaiado, deve-se evitar que ele caia, colocando-o sentado, com a cabeça entre os joelhos, ou deitado com as pernas elevadas em 20 cm ou 30 cm, objetivando melhorar a circulação sanguínea encefálica e a consequente oxigenação cerebral.

- » Se o paciente já estiver desmaiado, mantê-lo em decúbito dorsal sem elevação da cabeça, com as pernas elevadas. Assim que ele recobrar a consciência, posicioná-lo em decúbito lateral esquerdo, com a finalidade de não broncoaspirar caso haja vômitos.
- » Se o paciente for encontrado inconsciente, checar os pulsos. Se não for possível palpá-los, iniciar as manobras de RCP.
- » Observar, anotar e comunicar presença de náuseas e vômitos.
- » Afrouxar as roupas que possam restringir a respiração.
- » Verificar se ocorreu alguma lesão durante a queda (se for o caso) e tratá-la de maneira adequada.
- » Não deixar o paciente se levantar ou se sentar bruscamente.
- » Manter grades elevadas, pois o paciente apresenta risco de queda em razão dos medicamentos.
- » Manter a campanhia de solicitação da equipe de enfermagem acessível ao paciente, preferencialmente perto de uma das mãos.

ACIDENTE VASCULAR ENCEFÁLICO

O acidente vascular encefálico, conhecido popularmente como derrame, é a condição clínica provocada por lesão vascular que acarreta hipóxia encefálica. Pode ser classificado como isquêmico ou hemorrágico.

- **AVE ISQUÊMICO:** HÁ OBSTRUÇÃO ARTERIAL, COM CONSEQUENTE INTERRUPÇÃO DO FORNECIMENTO DE SANGUE E NUTRIENTES PARA A ÁREA ENCEFÁLICA POSTERIOR AO BLOQUEIO, PROVOCANDO MORTE CELULAR E PROCESSO INFLAMATÓRIO DECORRENTE DESTA.
- **AVE HEMORRÁGICO:** HÁ ROMPIMENTO DE UMA ARTÉRIA ENCEFÁLICA, COM CONSEQUENTE INTERRUPÇÃO DO FORNECIMENTO DE SANGUE E NUTRIENTES PARA A ÁREA ENCEFÁLICA POSTERIOR AO ROMPIMENTO E EXTRAVASAMENTO DE SANGUE NO INTERSTÍCIO ENCEFÁLICO, PROVOCANDO AUMENTO DA PRESSÃO INTRACRANIANA.

Pessoas hipertensas apresentam risco de 6 a 7 vezes maior de ter um AVE do que a população sadia. Já pacientes diabéticos apresentam chance 2 vezes maior. A aterosclerose representa a principal causa de doenças cerebrovasculares. Cardiopatias, tabagismo, etilismo, sedentarismo e uso de anticoncepcionais orais são também considerados fatores de risco.

Os sinais de AVE mais comuns são:

- DESVIO DE RIMA;
- DISFAGIA;
- DISARTRIA;
- HEMIPARESIA;
- ALTERAÇÕES DO DIÂMETRO DE UMA PUPILA;
- ANISOCORIA.

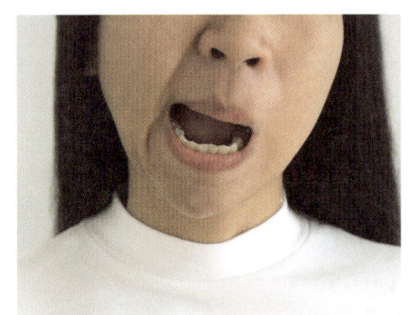

DESVIO DE RIMA.

Mas, antes disso, o acidente vascular encefálico "avisa que vai chegar": o paciente apresenta dor de cabeça, incapacidade de articular palavras, lapsos de memória, paresias fugazes (formigamentos), sensação de fraqueza em membros inferiores e tontura.

Uma das principais complicações – e considerada um estado grave – é a hipertensão intracraniana, definida como uma pressão intracraniana maior que a provocada por edema cerebral e/ou extravasamento de sangue no espaço intracraniano, para os casos de AVE. As manifestações clínicas da hipertensão intracraniana são:

- ALTERAÇÕES NO NÍVEL DE CONSCIÊNCIA;
- DOR DE CABEÇA;
- NÁUSEAS E VÔMITOS;
- VISÃO DUPLA, VISÃO BORRADA E CEGUEIRA.

Essas manifestações estão presentes na maioria das vítimas de acidente vascular encefálico, e há certa dificuldade em diferenciar as manifestações do AVE das provenientes da hipertensão intracraniana. A hipertensão sistólica acompanhada de bradicardia é uma manifestação importante dessa complicação e merece atenção. Podem ser observados sintomas progressivos, incluindo perda de consciência, hipertensão sistólica, bradicardia, convulsões e, em casos gravez, herniação cerebral (quando partes do encéfalo se movem para dentro de cavidades encefálicas, podendo causar lesão isquêmica da parte herniada, ou seja, da parte que se moveu).

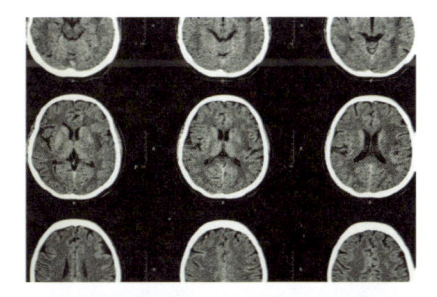

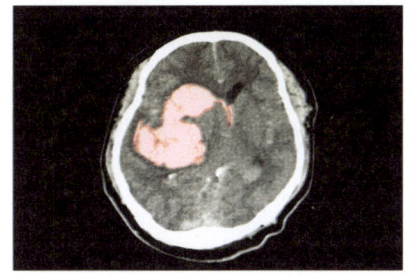

NA IMAGEM SUPERIOR, TOMOGRAFIA COMPUTADORIZADA DE CERÉBRO NORMAL. NA IMAGEM INFERIOR, TOMOGRAFIA COMPUTADORIZADA DE CERÉBRO APÓS AVE HEMORRÁGICO.

O tratamento principal visa eliminar a causa da hipertensão intracraniana. O paciente geralmente irá receber furosemida e/ou manitol, que podem ser utilizados para diminuir a pressão intracraniana. Podem ser necessárias sedação e intubação orotraqueal, ventilação adequada e hiperventilação em alguns casos, para baixar os níveis da pressão intracraniana. O uso de anticonvulsivantes também é indicado para evitar aumento na pressão intracraniana provocado pela convulsão.

ASSISTÊNCIA DE ENFERMAGEM – AVE

- » Controlar os sinais vitais em intervalos regulares, atentando para alterações no padrão respiratório.
- » Observar, anotar e comunicar SpO2 < 95%, hipotensão, taquicardia, cianose de extremidades e oligúria.
- » Puncionar acesso venoso calibroso.
- » Verificar glicemia conforme prescrição médica.
- » Promover mobilização de membros inferiores precoce[1] ou fornecer meias elásticas para prevenção de trombose venosa profunda.
- » Movimentar o paciente o mínimo possível.
- » Manter leito com grades elevadas.
- » Evitar posições e atividades que aumentem a pressão intracraniana.
- » Posicionar o paciente adequadamente em decúbito dorsal, com elevação do dorso e da cabeça em posição mediana de 30 graus.
- » Fazer mudança de decúbito de 2/2h.
- » Realizar balanço hídrico rigoroso.
- » Estimular o autocuidado.
- » Evitar hipertermia.
- » Observar, anotar e comunicar alterações no padrão de consciência.
- » Observar e anotar valores da pressão intracraniana, caso paciente possua cateter de monitorização.
- » Preprarar-se para uma intervenção cirúrgica se a condição hemodinâmica do paciente piorar.

---

[1] Mexer pernas, braços, mãos, pés, articulações. Na chamada mobilização ativa, o paciente faz o movimento. Na mobilização passiva, o profissional move o paciente.

COMA

O estado de coma é uma manifestação clínica grave, indicando falência dos mecanismos de manutenção da consciência. Da mesma forma que um aparelho quando entra em *stand by* para poupar energia, o coma é uma espécie de *stand by* do cérebro. O coma representa a iminência de lesão irreversível. É um quadro muito comum, e há necessidade de atuação médica rápida e decisiva.

A atenção inicial ao paciente em coma deve priorizar oxigenação adequada aos órgãos e tecidos, incluindo o cérebro, por meio de via aérea e ventilação adequada. Pode ser necessária intubação orotraqueal com ventilação mecância invasiva. É importante, ainda, manter o paciente hemodinamicamente estável. O tratamento é voltado para a condição clínica causadora do coma.

ASSISTÊNCIA DE ENFERMAGEM – COMA

- » Puncionar acesso venoso calibroso.
- » Preparar material para intubação orotraqueal.
- » Controlar rigorosamente os sinais vitais.
- » Observar, anotar e comunicar SpO2 < 95%, hipotensão, taquicardia, cianose de extremidades e oligúria.
- » Preparar material para passagem de cateter vesical de demora e sonda nasoenteral.
- » Auxiliar o enfermeiro na passagem do cateter vesical de demora.
- » Realizar o controle de glicemia capilar conforme prescrição médica.

REVISÃO DE TÓPICOS
(Respostas no Anexo; ver página 183.)

10.1 O PACIENTE FOI DIAGNOSTICADO COM AVE. ASSINALE A ALTERNATIVA QUE NÃO APONTA UMA ATIVIDADE CORRETA PARA ESSE PACIENTE.

A. ( ) MANTER CABEÇA LATERALIZADA À DIREITA.

B. ( ) MANTER DECÚBITO ELEVADO.

C. ( ) REALIZAR PROCEDIMENTOS DE ENFERMAGEM NECESSÁRIOS INTERCALADOS.

D. ( ) ASPIRAR APENAS QUANDO NECESSÁRIO E EM DUAS PESSOAS.

10.2 SÍNCOPE (DESMAIO) É A PERDA REPENTINA E BREVE DA CONSCIÊNCIA QUE OCORRE QUANDO O CÉREBRO É TEMPORARIAMENTE PRIVADO DE OXIGÊNIO. NÃO É UMA DOENÇA, MAS PODE SER UM SINTOMA DE VÁRIAS CONDIÇÕES OU DOENÇAS. ASSINALE A ALTERNATIVA QUE NÃO POSSUI ATENDIMENTO DE PRIMEIROS SOCORROS À VÍTIMA DE SÍNCOPE.

A. ( ) ELEVAR OS MEMBROS INFERIORES SE O PACIENTE JÁ TIVER DESMAIADO.

B. ( ) MONITORAR POSSÍVEIS VÔMITOS.

C. ( ) MANTER AS VIAS AÉREAS DESOBSTRUÍDAS: APÓS A FASE CLÔNICA, VIRAR A VÍTIMA DE LADO, MANTENDO A CABEÇA DESTA NA LINHA DO CORPO.

D. ( ) AFROUXAR AS ROUPAS QUE POSSAM RESTRINGIR A RESPIRAÇÃO.

ALTERAÇÕES DE TEMPERATURA

O organismo é capaz de produzir calor e de manter a temperatura do corpo em torno dos 36,5 °C, detectando as condições de temperatura pelo hipotálamo. Este desencadeia uma série de processos com a finalidade de reter calor em ambientes frios (um exemplo é o tremor muscular, pois a contração muscular é uma atividade que aumenta a produção de calor) e de se resfriar em ambientes mais quentes (suar é uma forma de manter o corpo resfriado).

O metabolismo é a forma de produção de calor utilizada em todos os tecidos do organismo, e alguns órgãos produzem mais calor que outros e de forma mais rápida. "No estado de repouso, o fígado, o coração, o cérebro e a maior parte das glândulas endócrinas produzem grandes quantidades de calor" (GUYTON, 2011, p. 446).

O organismo realiza trocas de temperatura, ganha e perde calor, como quando há radiação de calor de objetos próximos. Nesses casos, a roupa funciona como uma barreira para a transferência de calor para o meio ambiente.

INSOLAÇÃO

A reação imediata do organismo à exposição ao calor é diminuir o metabolismo basal, reduzindo a produção de calor pelo organismo. No caso de essa ação não ser eficiente, o hipotálamo anterior inicia o processo de sudorese, enviando sinais produtores de suor para todas as glândulas sudoríparas.

Caso esses mecanismos de resfriamento não funcionem, a pessoa apresenta mal-estar e hipotensão, seguidas de perda dos sentidos. Esses sinais decorrem principalmente da grande perda de volume de líquido circulante, diminuindo a oxigenação dos órgãos e tecidos.

O aumento da temperatura corporal para 40 °C ou mais inicia um processo de insuficiência circulatória periférica (choque térmico).

A insolação ocorre quando o corpo sofre uma exposição prolongada ao sol, sob calor seco. A temperatura corporal pode subir até os 43 °C, em razão da impossibilidade de transpirar, e é possível haver perda de sentidos. Pode ocorrer também com exposição prolongada do corpo ao calor úmido.

São fatores precipitantes da insolação:

- EXPOR-SE DE FORMA PROLONGADA AO SOL SEM USAR PROTETOR SOLAR;
- NÃO SE HIDRATAR DURANTE A EXPOSIÇÃO AO SOL;
- USAR ROUPA EM EXCESSO NOS DIAS QUENTES;
- PRATICAR EXERCÍCIOS EM HORÁRIOS DE SOL FORTE (DAS 10 HORAS ATÉ AS 15 HORAS).

ASSISTÊNCIA DE ENFERMAGEM – INSOLAÇÃO

» Arrefecer gradualmente todo o corpo, dando mais atenção à cabeça (com uma toalha molhada, por exemplo), pois o cérebro é muito sensível às mudanças de temperatura.
» Puncionar acesso venoso calibroso.
» Prevenir o choque: hidratar o paciente com pequenos goles de água potável em intervalos pequenos, conforme o nível de consciência.
» Controlar os sinais vitais conforme prescrição de enfermagem.

» Posicionar a vítima de acordo com o seu grau de consciência. Vítimas inconscientes devem ser deitadas lateralizadas, com a finalidade de prevenir engasgo caso elas vomitem.

HIPOTERMIA

Quando o organismo é exposto a baixas temperaturas, tenta compensar a perda de calor mediante aumento do metabolismo basal (produzindo calor em maior quantidade), da atividade muscular (tremor), da piloereção (eriçamento dos pelos corporais), da constrição da pele (evitando perdas de calor) e do aumento na produção de hormônios tireoidianos (que regulam a taxa do metabolismo basal).

A hipotermia ocorre quando há o resfriamento do corpo abaixo de 35 °C, como consequência da exposição ao frio intenso (acidentes em águas congeladas, por exemplo), de uma hemorragia ou de hipoglicemia. Além de a temperatura corporal ser perceptível ao toque, o paciente se apresenta taquicárdico e com a tez pálida, em decorrência da vasoconstrição. A taquicardia ocorre como tentativa de manter o sangue aquecido pelos órgãos internos.

ASSISTÊNCIA DE ENFERMAGEM – HIPOTERMIA

» Retirar roupas molhadas ou úmidas, para diminuir a perda de calor.
» Colocar bolsas de água quente, protegidas por toalha limpa, nas axilas e virilhas, para manter a temperatura central. Atenção: a colocação dessas bolsas nas extremidades é contraindicada, pois o aumento da circulação periférica ajuda a diminuir ainda mais a temperatura central.
» Agasalhar o paciente com cobertor ou manta térmica, protegendo-o de mais perdas de calor.
» Manter o paciente em decúbito dorsal horizontal, para facilitar a circulação sanguínea e o reaquecimento do corpo.
» Puncionar acesso venoso calibroso.
» Controlar os sinais vitais conforme prescrição de enfermagem.

QUEIMADURA

Queimadura é toda e qualquer lesão decorrente do contato do corpo com calor ou frio excessivo. Pode ser provocada por fogo, objetos ou líquidos muito quentes, gelo, emanações radioativas, radiações infravermelhas e ultravioletas, eletricidade e algumas substâncias químicas (como os ácidos).

QUADRO 1. CLASSIFICAÇÃO DAS QUEIMADURAS.

CLASSIFICAÇÃO	CARACTERÍSTICAS
1º GRAU	Lesões secas nas camadas superficiais da pele. Geram dor intensa e hiperemia local, com palidez no local em que se toca a lesão.
2º GRAU	Lesões que atingem a epiderme e a derme, com formação de flictemas (bolhas) na área atingida. As mais profundas são capazes de atingir estruturas nervosas da pele, podendo destruí-las.
3º GRAU	A lesão possui coloração amarelada, esbranquiçada ou marrom e não cicatriza espontaneamente. Atinge tecidos mais profundos, podendo chegar até o osso.

As queimaduras também podem ser classificadas conforme a sua extensão, por meio da avaliação da superfície corporal queimada (SCQ):

- AS PEQUENAS QUEIMADURAS SÃO AQUELAS ATINGEM MENOS DE 10% DA SUPERFÍCIE CORPORAL QUEIMADA;
- QUANDO A SCQ É MAIOR DO QUE 15%, O PACIENTE É DEFINIDO COMO UM GRANDE QUEIMADO E CONSIDERADO GRAVE, MESMO QUE AS LESÕES SEJAM TODAS DE 1º OU 2º GRAUS.

A redução da resposta imunológica e a perda de cobertura cutânea do paciente grande queimado o tornam mais sujeito a infecções. Além disso, as internações prolongadas associadas a medidas invasivas (como ventilação mecânica e cateterização) expõem ainda mais esse paciente.

ASSISTÊNCIA DE ENFERMAGEM – QUEIMADURA

- » Administrar oxigênio a 100% (máscara umidificada) conforme prescrição médica.
- » Na suspeita de lesão inalatória, manter a cabeceira elevada (30 graus).
- » Puncionar acesso venoso calibroso.
- » Avaliar nível da dor periodicamente.
- » Administrar analgésicos conforme prescrição médica.
- » Controlar rigorosamente os sinais vitais e o balanço hídrico.
- » Limpar a ferida com água e clorexidina degermante a 2% e cobri-la com curativo oclusivo em três camadas.
    1. Atadura de morim ou de tecido sintético (rayon) contendo sulfadiazina de prata a 1%, em contato com a área queimada.
    2. Gaze absorvente/gaze de queimado (acima da rayon).
    3. Atadura de crepe.
- » Hidratar o paciente via oral, via sonda nasogástrica ou via parenteral endovenosa, conforme prescrição médica.
- » Observar, anotar e comunicar SpO2 < 95%, hipotensão, taquicardia, cianose de extremidades e oligúria.

REVISÃO DE TÓPICOS
(Respostas no Anexo; ver página 183.)

11.1 A HIPOTERMIA SURGE QUANDO A TEMPERATURA DO CORPO BAIXA A VALORES INFERIORES A 35 °C. ASSINALE A ALTERNATIVA INCORRETA SOBRE HIPOTERMIA.

A. ( ) À MEDIDA QUE A VÍTIMA VAI PERDENDO A CONSCIÊNCIA, AS FUNÇÕES VITAIS SE TORNAM CADA VEZ MAIS DIFÍCEIS DE DETECTAR.

B. ( ) A PELE DA VÍTIMA ESTÁ FRIA, PÁLIDA E SECA, E A TEMPERATURA CORPORAL ESTÁ BAIXA: 35 °C OU MENOS.

C. ( ) AQUECER A VÍTIMA DE MODO GRADUAL, AGASALHANDO-A COM COBERTOR E POSICIONANDO-A DE ACORDO COM O SEU GRAU DE CONSCIÊNCIA.

D. ( ) COLOCAR BOLSAS DE ÁGUA QUENTE PROTEGIDAS (ENVOLTAS EM UM PANO, POR EXEMPLO) NAS EXTREMIDADES E POSICIONAR A VÍTIMA DE ACORDO COM O SEU GRAU DE CONSCIÊNCIA.

11.2 TODA E QUALQUER LESÃO DECORRENTE DA AÇÃO DO CALOR SOBRE O ORGANISMO É UMA QUEIMADURA. ASSINALE A ALTERNATIVA QUE POSSUI APENAS OS CUIDADOS ADEQUADOS À VÍTIMA DE QUEIMADURA.

A. ( ) LAVAR COM ÁGUA EM ABUNDÂNCIA TODA E QUALQUER QUEIMADURA.

B. ( ) FURAR AS BOLHAS, EVITANDO TOCAR A ÁREA QUEIMADA.

C. ( ) APLICAR UNGUENTOS OU BICARBONATO DE SÓDIO PARA EVITAR A FORMAÇÃO DE BOLHAS.

D. ( ) COBRIR AS LESÕES COM UM PANO UMEDECIDO COM VINAGRE.

12

URGÊNCIAS RELACIONADAS A OUTROS SISTEMAS

EMERGÊNCIAS PSIQUIÁTRICAS

São consideradas emergências psiquiátricas situações clínicas como tentativa de suicídio, uso abusivo de substâncias, comportamentos psicóticos, crises depressivas, crises de violência, mudanças bruscas de comportamento e quadros alucinatórios, entre outras alterações mentais. O tratamento e a assistência de enfermagem variam conforme a causa da alteração.

ASSISTÊNCIA DE ENFERMAGEM – EMERGÊNCIAS PSIQUIÁTRICAS

» Inicialmente, avaliar a situação como um todo, incluindo as condições físicas do paciente e se ele não corre risco de vida.
» Aproximar-se do paciente de forma lenta e gradativa, demonstrando em gestos e palavras que compreende seu estado e que possui o desejo de ajudar.
» Informar que ficará ao lado dele por algum tempo e que fará algumas perguntas para compreender como pode ajudá-lo.
» Não fazer movimentos bruscos.
» Não hesitar em pedir ajuda.

HIPERGLICEMIA E HIPOGLICEMIA

O diabetes mellitus é caracterizado pela incapacidade do organismo de utilizar a glicose como fonte de energia, em razão de uma não produção ou deficiência de insulina, que é um hormônio que permite a entrada da glicose nas células. Os sinais e sintomas dessa síndrome incluem poliúria, polifagia e sede intensa. Pode tornar-se uma emergência quando evolui para hiperglicemia (coma diabético) ou hipoglicemia.

HIPERGLICEMIA

O desenvolvimento da hiperglicemia pode levar ao coma diabético, que é potencialmente fatal, em razão de acidez e desidratação intensa às quais geralmente ocorrem quando um indivíduo não tratado sofre um estresse ou uma infecção grave. A pessoa pode apresentar falta de ar, odor característico (cetônico), pulso rápido e fraco, pressão arterial baixa e alteração no nível de consciência.

ASSISTÊNCIA DE ENFERMAGEM — HIPERGLICEMIA

- » Controlar os sinais vitais.
- » Realizar balanço hídrico rigoroso.
- » Observar, anotar e comunicar alterações no nível de consciência, SpO2 < 95%, hipotensão, taquicardia, cianose de extremidades e oligúria.
- » Fazer o controle de glicemia capilar, com correção com insulina regular conforme prescrição médica.
- » Hidratar via oral ou conforme prescrição médica.

HIPOGLICEMIA E COMA HIPOGLICÊMICO

O estado hipoglicêmico acontece em razão de glicose insuficiente no sangue, afetando a nutrição cerebral, decorrente da administração de insulina em excesso, da ingesta inadequada de alimentos ou do excesso de exercícios físicos, podendo levar a danos cerebrais irreversíveis. Os sintomas incluem pele fria e pegajosa, confusão mental, cefaleia, pulso rápido, desmaio e até coma.

> **ASSISTÊNCIA DE ENFERMAGEM – HIPOGLICEMIA E COMA HIPOGLICÊMICO**
>
> » Controlar os sinais vitais.
> » Realizar balanço hídrico rigoroso.
> » Observar, anotar e comunicar alterações no nível de consciência, SpO2 < 95%, hipotensão, taquicardia, cianose de extremidades e oligúria.
> » Fazer o controle de glicemia capilar, com correção com glicose conforme prescrição médica.
> » Hidratar via oral ou conforme prescrição médica.

EMERGÊNCIAS OBSTÉTRICAS

As urgências e emergências obstétricas envolvem distúrbios e doenças próprios da gestação, bem como complicações no parto, e requerem atenção e tratamento médico especializados. As emergências obstétricas clínicas mais comuns são descompensação da glicemia, provocada por diabetes gestacional, e descompensação da pressão arterial, causada por DHEG.

DIABETES GESTACIONAL

O diabetes gestacional acomete mulheres não diabéticas, surgindo durante a gravidez. "As pacientes diagnosticadas com DG secretam pouca quantidade de insulina, levando à hiperglicemia materna, que é o ponto crucial dessa intercorrência na gestação. O excesso de glicose chega ao feto, podendo desencadear uma série de complicações a ele" (PUGLIA, 2019, p. 201).

Entre as causas do diabetes gestacional estão antecedentes históricos, familiares e obstétricos, obesidade, idade e hipertensão.

DOENÇA HIPERTENSIVA ESPECÍFICA DA GESTAÇÃO

Segundo Puglia (2019), a DHEG se caracteriza por quadro hipertensivo que se desenvolve após a 20ª semana de gestação. Pode evoluir para pré-eclâmpsia e eclampsia.

- **PRÉ-ECLÂMPSIA:** OCORRE PRINCIPALMENTE ENTRE A 20ª E A 24ª SEMANA DA GESTAÇÃO. A MÃE PODE ENTRAR EM TRABALHO DE PARTO E/OU APRESENTAR DESCOLAMENTO PREMATURO DA PLACENTA (DPP), COMPLICAÇÕES CLÍNICAS GRAVES (CARDIOVASCULARES, RENAIS, HEPÁTICAS, NEUROLÓGICAS, PULMONARES, HEMATOLÓGICAS), EDEMA AGUDO DE PULMÃO, ENCEFALOPATIA HIPERTENSIVA, INSUFICIÊNCIA RENAL E HEMORRAGIAS. EXISTE RISCO DE MORTE. PARA O FETO, AS COMPLICAÇÕES SÃO PREMATURIDADE, BAIXO PESO AO NASCER, RETARDO DO CRESCIMENTO INTRAUTERINO (RCIU) E ÓBITO.

- **ECLÂMPSIA:** CARACTERIZA-SE POR ELEVAÇÃO DA PAS ACIMA DE 140 MMHG E DA PAD ACIMA DE 90 MMHG E PROTEINÚRIA. A GESTANTE PODE APRESENTAR ALTERAÇÕES VISUAIS, DOR DE CABEÇA INTENSA, HEMORRAGIA CEREBRAL E INSUFICIÊNCIAS RENAL, HEPÁTICA E RESPIRATÓRIA, COM EVOLUÇÃO PARA EDEMA PULMONAR. ESSAS COMPLICAÇÕES PODEM ACONTECER DE MANEIRA ISOLADA OU ASSOCIADAS. PARA O FETO, AS COMPLICAÇÕES SÃO AS MESMAS DA PRÉ-ECLÂMPSIA.

GRAVIDEZ ECTÓPICA

A gravidez ectópica (também chamada de gravidez tubária, prenhez ectópica ou gestação ectópica) é uma urgência obstétrica que consiste na implantação e no desenvolvimento do ovo fora da cavidade do útero (maioria das vezes, na tuba uterina). A gravidez ectópica rota, ou seja, quando há o rompimento da tuba uterina, pode levar a choque hipovolêmico com evolução para abdome agudo hemorrágico.

ASSISTÊNCIA DE ENFERMAGEM — URGÊNCIAS E EMERGÊNCIAS OBSTÉTRICAS

- » Controlar rigorosamente os sinais vitais e o balanço hídrico.
- » Avaliar glicemia capilar.
- » Observar, anotar e comunicar hiperglicemia, hipertensão arterial, alterações no nível de consciência, SpO2 < 95%, taquicardia, hipotensão arterial (PAM ≤ 65 mmHg), cianose de extremidades, pele fria e pegajosa.
- » Observar, anotar e comunicar sinais de hipovolemia ou de choque.

- » Observar, anotar e comunicar perdas vaginais e monitorá-las em relação a aspecto e quantidade.
- » Observar, anotar e comunicar contrações rítmicas, frequentes, com intervalos de 5 minutos entre elas e duração média de 40 segundos.
- » Administrar medicamentos conforme prescrição médica.

EMERGÊNCIAS RELACIONADAS A ALTERAÇÕES NO SISTEMA URINÁRIO

Queixas relacionadas ao sistema urinário são comuns em unidades de urgência e emergência. Embora o paciente não apresente instabilidade hemodinâmica, ele deve ser tratado com certa urgência em razão do desconforto causado pela dor.

INFECÇÃO DO TRATO URINÁRIO

Mais comum na população feminina, possui como fatores predisponentes retenção urinária, cateterização vesical de demora, urina mais alcalina e imunidade diminuída. A pessoa chega à unidade de urgência e emergência com queixas de aumento da frequência em urinar, de diminuição do débito urinário, de desconforto ao urinar, de dor no baixo ventre, de odor forte na urina e de incontinência de urgência (vontade forte e súbita de urinar, com espasmos na bexiga e vazamentos antes de a pessoa chegar ao banheiro). O exame de urina tipo 1 aponta presença de sedimentos na urina.

O tratamento clínico é realizado com antibioticoterapia específica (geralmente, levofloxacina).

ASSISTÊNCIA DE ENFERMAGEM – INFECÇÃO DO TRATO URINÁRIO

- » Controlar os sinais vitais, atentando para presença de febre.
- » Monitorar a dor em intervalos regulares.
- » Administrar analgésicos conforme prescrição médica.
- » Estimular o aumento da ingesta hídrica.

UROLITÍASE

A urolitíase é a condição clínica em que o paciente apresenta cálculos no sistema urinário que podem ser encontrados em qualquer ponto (rins, ureteres, bexiga e uretra). Esses cálculos são formados pela deposição de substâncias cristalinas (oxalato de cálcio, fosfato de cálcio, ácido úrico) excretadas na urina.

As manifestações clínicas mais comuns são:

- INFECÇÃO COM CALAFRIOS, FEBRE E DESCONFORTO AO URINAR, EM CASO DE OBSTRUÇÃO DA URINA;
- DOR INTENSA E PROFUNDA NA REGIÃO LOMBAR;
- SANGUE NA URINA;
- CÓLICA RENAL (DOR QUE SE IRRADIA PARA A BEXIGA, EM MULHERES, OU PARA OS TESTÍCULOS, EM HOMENS), ACOMPANHADA DE DIARREIA E DESCONFORTO ABDOMINAL.

O diagnóstico é realizado por meio de exames de imagem, como o ultrassom de vias urinárias, exames da bioquímica sanguínea (determinação do cálcio sérico, ácido úrico, creatinina, sódio) e exames de urina com avaliação do pH, volume total urinário e presença de sedimentos.

O tratamento emergencial visa ao alívio da dor, e em geral são prescritas morfina ou meperidina. É importante a redução de cálcio e fosfóro na dieta. Também é preciso aumentar a ingesta hídrica.

O tratamento cirúrgico é realizado por meio de litotripsia, procedimento minimamente invasivo que fragmenta o cálculo para ser expelido com maior facilidade.

ASSISTÊNCIA DE ENFERMAGEM – UROLITÍASE

- » Manter o paciente em posição de conforto ou estimular deambulação, objetivando diminuir a dor.
- » Monitorar a dor em intervalos regulares.
- » Administrar analgésicos conforme prescrição médica.
- » Fazer controle rigoroso do débito urinário.
- » Observar e anotar padrão de micção.

- » Estimular aumento da ingesta hídrica.
- » Observar, anotar e comunicar presença de náuseas e vômitos.
- » Observar, anotar e comunicar alterações no nível de consciência, como sonolência e torpor.

RETENÇÃO URINÁRIA

A retenção urinária se caracteriza pela incapacidade do paciente em eliminar a urina de forma fisiológica. É um sintoma de várias doenças e possui causas multifatoriais. O tratamento visa eliminar a doença que a provocou – por exemplo, hiperplasia prostática (aumento da próstata) –, bem como evitar infecção no trato urinário e alterações nos rins em decorrência da obstrução.

ASSISTÊNCIA DE ENFERMAGEM – RETENÇÃO URINÁRIA

- » Realizar cateterização vesical de alívio de forma asséptica conforme prescrição de enfermagem.
    1. Preparar o material para a cateterização vesical de alívio.
    2. Lavar as mãos.
    3. Apresentar-se ao paciente e explicar a ele o procedimento a ser realizado.
    4. Calçar as luvas de procedimento e realizar higiene íntima do paciente, com água e sabonete.
    5. Retirar as luvas e lavar as mãos.
    6. Abrir o material estéril.
    7. Despejar uma quantidade moderada de xilocaína gel em gaze estéril.
    8. Calçar as luvas estéreis e proceder à antissepsia da região pubiana com o auxílio de pinças estéreis.
    9. Posicionar a cuba rim logo abaixo da região pubiana.
    10. Colocar xilocaína gel na ponta do cateter vesical e introduzi-lo na uretra até que saia urina por ele.
    11. Quando não estiver mais saindo urina, retirar o cateter.
    12. Limpar o local e medir o volume urinário drenado.

» Anotar o débito urinário oriundo da cateterização vesical de alívio.
» Observar, anotar e comunicar queixas de dor e desconforto em baixo ventre.

INTOXICAÇÃO EXÓGENA

Entendem-se por intoxicação exógena as alterações no organismo causadas por substâncias tóxicas ou veneno. Essas substâncias podem ter sido ingeridas, inaladas, absorvidas pela pele e pelas mucosas e injetadas (em acidentes com animais peçonhentos ou usuários de drogas injetáveis, por exemplo). A intoxicação pode ocorrer também por acidentes de trabalho ou domésticos, tentativas de suicídio (ingestão de medicamentos, uso abusivo de drogas e/ou álcool, exposição a gases) e, mais raramente, por homicídios.

ASSISTÊNCIA DE ENFERMAGEM — INTOXICAÇÃO EXÓGENA

Para vítimas de animais peçonhentos, aplicar os procedimentos a seguir.

» Lavar o local da picada com água abundante ou soro fisiológico 0,9% e solução degermante.
» Elevar o membro afetado.
» Hidratar a vítima com goles de água potável.
» Puncionar acesso venoso caso seja necessária hidratação endovenosa.
» Em caso de acidente com escorpião, fazer compressas mornas.
» Administrar analgésicos para alívio da dor conforme prescrição médica.
» Observar, anotar e comunicar diminuição no nível de consciência, bradicardia, hipotensão, náuseas e vômitos, febre, SpO2 < 95%, sangramento no local da picada, hematúria e oligúria.

Para vítimas de envenenamento por ingestão, realizar as ações a seguir.

» Controlar os sinais vitais e o nível de consciência conforme prescrição de enfermagem.

- » Manter em decúbito lateral esquerdo até a passagem da sonda nasogástrica pelo enfermeiro,¹ a fim de facilitar a drenagem de secreções e retardar a entrada da substância no intestino delgado.
- » Realizar lavagem gástrica com inserção de soro fisiológico 0,9% até que o débito (retorno) esteja límpido, conforme prescrição médica.
    1. Conectar o equipo de soro fisiológico 0,9% à sonda nasogástrica.
    2. Infundir a quantidade de soro fisiológico 0,9% prescita.
    3. Clampear a sonda nasogástrica.
    4. Conectar a sonda nasogástrica ao frasco coletor.
    5. Deixar drenar.
    6. Clampear a sonda nasogástrica.
    7. Repetir a operação até que a cor do líquido drenado seja igual à do líquido infundido ou conforme prescrição médica.
- » Observar e anotar débito de sonda nasogástrica.
- » Puncionar acesso venoso calibroso.
- » Observar, anotar e comunicar diminuição no nível de consciência, bradicardia, hipotensão, náuseas e vômitos, febre, SpO2 < 95%, hematúria e oligúria.

Para vítimas de envenenamento por inalação, executar as ações a seguir.

- » Manter o paciente com cabeceira elevada a 90 graus (posição Fowler), para facilitar a expansão diafragmática.
- » Controlar os sinais vitais e o nível de consciência conforme prescrição de enfermagem.
- » Observar, anotar e comunicar diminuição no nível de consciência, bradicardia, hipotensão, náuseas e vômitos, febre, SpO2 < 95%, hematúria e oligúria.

Para vítimas de envenenamento por contato, adotar os procedimentos a seguir.

- » Lavar o local afetado com água abundante por cerca de 5 minutos, com a finalidade de retirar a substância tóxica.
- » Em caso de contato com os olhos, cobrir os olhos com gaze seca até o atendimento médico, após lavagem do local.

---

1 O Parecer 50/2014 do Coren-PB compreende ser atividade privativa do enfermeiro a passagem de sonda nasogástrica e nasoenteral.

ABDOME AGUDO

O termo abdome agudo se aplica a várias situações clínicas em que o paciente apresenta dor de início súbito em região abdominal de causa não traumática. A intensidade da dor é variável e pode estar associada a outros sintomas, como abdome globoso, rígido. Em geral, essa condição demanda intervenção médica imediata, e muitas vezes é necessária a intervenção cirúrgica.

QUADRO 1. CLASSIFICAÇÃO DO ABDOME AGUDO.

CLASSIFICAÇÃO	CARACTERÍSTICAS	EXEMPLOS
ABDOME AGUDO INFLAMATÓRIO	Provocado por inflamação de orgãos abdominais ou do peritônio.	Apendicite, colecistite, pancreatite, diverticulite.
ABDOME AGUDO PERFURATIVO	Provocado por perfuração de vísceras ocas.	Úlcera péptica, neoplasia gastrointestinal, diverticulite, perfuração de parte do tubo digestivo por corpo estranho.
ABDOME AGUDO OBSTRUTIVO	Provocado por obstrução de parte do tubo digestivo.	Aderências intestinais, hérnia encarcerada, tumor, fecaloma, íleo biliar.
ABDOME AGUDO VASCULAR	Provocado por lesões vasculares de órgãos abdominais.	Isquemia intestinal, trombose mesentérica, torção de cisto ou apêndice ovariano.
ABDOME AGUDO HEMORRÁGICO	Provocado por hemorragia intra-abdominal ou pélvica.	Trauma abdominal, gravidez ectópica rota, ruptura do baço, ruptura de aneurismas.

ASSISTÊNCIA DE ENFERMAGEM – ABDOME AGUDO

- » Controlar os sinais vitais em intervalos regulares conforme prescrição de enfermagem.
- » Monitorar o nível de dor.
- » Anotar local e intensidade da dor, fatores desencadeantes e fatores que aliviam.
- » Administrar analgésicos conforme prescrição médica.
- » Manter paciente em jejum conforme prescrição médica.
- » Observar, anotar e comunicar presença de sangramento vaginal, hematúria, náuseas, vômitos e febre.
- » Observar, anotar e comunicar diminuição do nível de consciência, taquicardia, bradicardia, hipotensão, SpO2 < 95%, cianose de extremidades e oligúria.

REVISÃO DE TÓPICOS
(Respostas no Anexo; ver página 183.)

12.1 INTOXICAÇÕES OU ENVENENAMENTO PODEM OCORRER POR ACIDENTES, TENTATIVAS DE SUICÍDIO E, MAIS RARAMENTE, EM HOMICÍDIOS. ASSINALE A ALTERNATIVA QUE APRESENTA OS CUIDADOS CORRETOS ÀS VÍTIMAS DE INTOXICAÇÕES.

- A. ( ) EM ACIDENTES COM ANIMAIS PEÇONHENTOS, É IMPORTANTE FAZER TORNIQUETE PARA EVITAR QUE O VENENO SE ESPALHE.
- B. ( ) LAVAR O LOCAL DA PICADA COM ÁGUA ABUNDANTE OU ÁGUA E SABÃO, ELEVAR O MEMBRO AFETADO E HIDRATAR A VÍTIMA COM GOLES DE ÁGUA POTÁVEL SÃO CUIDADOS À VÍTIMA DE ACIDENTE COM ANIMAL PEÇONHENTO.
- C. ( ) NO CASO DE PICADA DE COBRA, É NECESSÁRIO FAZER UM CORTE NO LOCAL, PARA QUE O VENENO SEJA DRENADO COM O SANGUE.
- D. ( ) PASSAR SONDA NASOGÁTRICA NOS PACIENTES VÍTIMAS DE PICADA DE ESCORPIÃO PARA REALIZAR A LAVAGEM ESTOMACAL.

12.2 O DIABETES MELLITUS OCORRE QUANDO O PÂNCREAS NÃO PRODUZ A QUANTIDADE SUFICIENTE DE UM HORMÔNIO CHAMADO INSULINA. CITE E EXPLIQUE NO MÍNIMO QUATRO SINAIS E/OU SINTOMAS DESSA DOENÇA.

13

NOTIFICAÇÕES COMPULSÓRIAS, ÓBITO E COMUNICAÇÃO DE MÁS NOTÍCIAS

DOENÇAS INFECCIOSAS DE NOTIFICAÇÃO COMPULSÓRIA

Doenças infecciosas ou infectocontagiosas são aquelas causadas por um agente patogênico e com potencial de transmissão de pessoa para pessoa ou pessoa–hospedeiro–pessoa. O uso de equipamentos de proteção individual é a maior barreira para a transmissão dessas doenças.

Em razão do potencial de transmissão e do risco de surtos (epidemias, endemias), algumas doenças são listadas por lei como de notificação compulsória. Ou seja, toda vez que há um caso, é obrigatório que a autoridade de saúde (Vigilância Sanitária) seja avisada, notificada.

A notificação pode ser realizada por um profissional de saúde, pelo responsável pelo estabelecimento de saúde (público ou privado) ou por qualquer cidadão. O objetivo é prevenir e controlar a disseminação da doença. Podem ser notificados casos confirmados ou suspeitos.

Todos os profissionais de saúde são obrigados a notificar casos (suspeitos ou confirmados) de doenças presentes nas portarias 204/2016 e 205/2016 do Ministério da Saúde. Geralmente o médico, o enfermeiro ou o responsável pelo estabelecimento de saúde são os profissionais que realizam a notificação, conforme estabelecido em normas ou protocolos internos, mas qualquer profissional da saúde pode fazê-lo.

Os procedimentos para realizar a notificação são os descritos a seguir.

- **CIDADÃO COMUM:** COMPARECER À VIGILÂNCIA EPIDEMIOLÓGICA DO MUNICÍPIO OU ENTRAR EM CONTATO POR TELEFONE OU E-MAIL, GERALMENTE DISPONÍVEIS NOS SITES DO MUNICÍPIO.
- **PROFISSIONAIS DA SAÚDE E RESPONSÁVEIS POR ESTABELECIMENTOS DE SAÚDE:** NOTIFICAR POR MEIO DE FORMULÁRIO EXCLUSIVO, NO SISTEMA DE INFORMAÇÃO DE AGRAVOS DE NOTIFICAÇÃO (SINAN).[1] TAMBÉM FAZER A NOTIFICAÇÃO IMEDIATA (ELETRÔNICA) À VIGILÂNCIA EPIDEMIOLÓGICA.[2]

INFLUENZA PANDÊMICA

É provocada pelo vírus H1N1 e transmitida de pessoa para pessoa por via aérea (gotículas). Segundo o Ministério da Saúde (BRASIL, 2010d), todo paciente com quadro gripal deve ser avaliado de modo que se identifique síndrome respiratória aguda grave, caracterizada pela presença de febre acima de 38 °C, tosse e dispneia, acompanhadas ou não, por:

- AUMENTO DA FREQUÊNCIA RESPIRATÓRIA (DE ACORDO COM A IDADE);
- HIPOTENSÃO EM RELAÇÃO À PRESSÃO ARTERIAL HABITUAL DO PACIENTE.

Em crianças, além dos itens acima, devem-se observar batimentos de asa de nariz (alargamento das narinas na inspiração), cianose, desidratação, falta de apetite e tiragem intercostal (retração da musculatura entre as costelas durante a inspiração, que indica sofrimento respiratório grave).

Diante de um caso de síndrome gripal ou síndrome respiratória aguda grave (apresentando ou não fator de risco para complicações), poderão ser coletadas amostras clínicas de secreção de nasofaringe e/ou orofaringe (conforme a técnica de coleta), para detecção de vírus respiratório (BRASIL, 2019).

---

[1] Disponível em: http://portalsinan.saude.gov.br/. Acesso em: 28 jan. 2020.

[2] Disponível em: http://formsus.datasus.gov.br/site/formulario.php?id_aplicacao=432. Acesso em: 28 jan. 2020.

ASSISTÊNCIA DE ENFERMAGEM – INFLUENZA PANDÊMICA

- » Colocar máscara simples no paciente para minimizar risco de transmissão.
- » Realizar a coleta de material para análise, preferencialmente pela técnica de aspirado nasofaríngeo. Na impossibilidade de aplicar essa técnica, utilizar a técnica de swab combinado de nasofaringe e orofaringe, exclusivamente com swab de rayon, pois o swab de algodão interfere na análise.
- » Manter as amostras de secreção respiratória em temperatura adequada de refrigeração (de 4 °C a 8 °C) e encaminhá-las aos laboratórios centrais de saúde pública (Lacen), preferencialmente no mesmo dia da coleta.
- » Explicar todos os procedimentos ao paciente e/ou ao responsável antes de realizá-los.
- » Controlar os sinais vitais, atentando para alterações no padrão respiratório (profundidade e frequência respiratória), de temperatura (febre) e na saturação de oxigênio (< 95%), informando ao enfermeiro caso essas alterações ocorram.

MENINGITE MENINGOCÓCICA

Também chamada de doença meningocócica, é uma das formas mais graves da meningite bacteriana. A meningite meningocócica é transmitida por um grupo de bactérias chamadas meningococos e provoca inflamação na meninge (membrana que envolve o cérebro e a medula espinhal). O local de colonização desse microrganismo é a nasofaringe humana, e a transmissão ocorre por contato direto com secreções de vias aéreas. Rigidez na nuca, alteração no estado mental, abaulamento da fontanela ("moleira"), fotofobia (sensibilidade à luz), paresia e déficit neurológico focal são sinais e sintomas mais específicos (BRASIL, 2019).

O diagnóstico laboratorial pode ser realizado por meio de cultura (com diversos tipos de fluidos corporais), além de exame quimiocitológico do LCR,[3] bacterioscopia direta e aglutinação pelo látex (esses três últimos são realizados com amostra de líquor).

---

[3] LCR se refere a "líquido cefalorraquidiano", que é o líquor.

O tratamento inclui antibioticoterapia, reposição de líquidos, assistência ventilatória e controle de sintomas.

ASSISTÊNCIA DE ENFERMAGEM — MENINGITE MENINGOCÓCICA

- » Manter o paciente em local isolado até que o quadro seja confirmado (havendo a confirmação, ele deverá ser transferido para uma unidade de internação ou unidade de terapia intensiva).
- » Utilizar máscara comum (máscara cirúrgica) para realizar os cuidados.
- » Higienizar as mãos antes e após realizar os cuidados.
- » Separar material para coleta de líquor e auxiliar o médico durante o procedimento, imobilizando o paciente.
- » Controlar os sinais vitais, atentando para alterações de temperatura (febre) e no nível de consciência (torpor, sonolência, alterações abruptas de humor), informando ao enfermeiro caso essas alterações ocorram (lembrar que elevações abruptas de temperatura em crianças menores de 5 anos podem provocar convulsão febril).
- » Colocar máscara comum (máscara cirúrgica) no paciente ao transportá-lo (por exemplo, levá-lo a outro local para fazer exames).
- » Explicar todos os procedimentos ao paciente e/ou ao responsável antes de realizá-los.

TUBERCULOSE

Causada por *Mycobacterium tuberculosis* (bacilo de Koch), a tuberculose afeta principalmente os pulmões, embora possa acometer outros órgãos e sistemas.

O principal reservatório dessa bactéria é o homem, e sua transmissão ocorre por via aérea. Somente pessoas com forma ativa da doeça a transmitem. O diagnóstico é realizado pela pesquisa do bacilo álcool-ácido resistente (BAAR), no exame conhecido como baciloscopia do escarro. Essa técnica, quando executada corretamente, permite detectar a maioria dos casos pulmonares.

O tratamento é por antibioticoterapia e tem longa duração (de 4 a 7 meses).

> **ASSISTÊNCIA DE ENFERMAGEM – TUBERCULOSE**

- Manter o paciente em local isolado até que o quadro seja confirmado (havendo a confirmação, ele deverá ser transferido para uma unidade de internação ou unidade de terapia intensiva).
- Utilizar máscara N95 para realizar os cuidados de enfermagem.
- Colocar máscara N95 (máscara bico de pato) no paciente para tranportá-lo.
- Orientar a coleta de escarro:
- Orientar o paciente quanto ao procedimento de coleta.
    1. Ao despertar pela manhã, lavar bem a boca.
    2. Inspirar profundamente, prender a respiração por um instante e escarrar após forçar a tosse, evitando que o escarro caia na parede externa do pote.
    3. Repetir a operação até obter três amostras.
    4. Tampar o pote e colocá-lo em um saco plástico com a tampa para cima, cuidando para que permaneça nessa posição.
    5. Lavar as mãos.
- Controlar os sinais vitais do paciente, atentando para alterações no padrão respiratório (profundidade e frequência respiratória) e na saturação de oxigênio (< 95%), informando ao enfermeiro caso essas alterações ocorram.
- Orientar o paciente sobre a importância de continuar o tratamento medicamentoso mesmo após o desaparecimento dos sintomas, pois o bacilo é muito resistente e a interrupção pode fazer com que o tratamento tenha de ser reiniciado com um novo esquema de antibióticos. (O acompanhamento do tratamento, após a confirmação do caso, ocorre na Unidade Básica de Saúde.)

DOENÇA DIARREICA AGUDA

Também conhecida como gastroenterocolite aguda (Geca), a doença atinge o sistema gastrointestinal e se caracteriza por episódios de fezes líquidas ou semilíquidas (mínimo de três episódios em 24 horas), náuseas e vômitos. Se não for tratada adequadamente, é capaz de levar à desidratação severa.

Pode ser transmitida diretamente (de pessoa para pessoa) ou indiretamente (por meio de alimentos contaminados, por exemplo). O diagnóstico é clínico, e o tratamento visa manter a hidratação do paciente (BRASIL, 2019).

ASSISTÊNCIA DE ENFERMAGEM – DOENÇA DIARREICA AGUDA

- » Controlar os sinais vitais, atentando para febre, dispneia, hipotensão e taquicardia. Informar ao enfermeiro caso ocorram essas alterações.
- » Realizar balanço hídrico rigoroso.
- » Controlar o nível de consciência da pessoa. Informar ao enfermeiro caso ocorra rebaixamento (sonolência, torpor, ausência de respostas a estímulos).
- » Puncionar acesso venoso calibroso para realizar hidratação endovenosa, conforme prescrição médica.
- » Anotar todos os episódios de diarreia (cor, aspecto, odor e quantidade), bem como os episódios de vômitos.

FEBRE AMARELA

É uma doença febril aguda, de evolução abrupta, transmitida pela picada de mosquitos infectados (o mosquito infectado é o que se chama de vetor). A importância em termos de saúde pública decorre da gravidade clínica, da elevada mortalidade nos casos graves da doença e do potencial de disseminação e impacto, sobretudo quando a transmissão é urbana, pelo *Aedes aegypti* (o mesmo que transmite dengue, zika e chikungunya). A vacina, disponível nos postos, é o meio mais eficaz de combater a febre amarela.

Os sinais e sintomas incluem de febre alta, dor de cabeça intensa e duradoura, falta de apetite, náuseas e mialgia. Pode haver ainda bradicardia acompanhando febre alta.

Um dos exames laboratoriais utiliza a técnica Elisa, que busca anticorpos da classe IgM. Deve ser realizado até o 7º dia do início de sintomas, e a amostra precisa ser conservada em freezer a (-20 °C). O tratamento visa aliviar os sintomas.

Casos graves devem ser encaminhados para a UTI, com a finalidade de reduzir as complicações e o risco de óbito.

> **ASSISTÊNCIA DE ENFERMAGEM – FEBRE AMARELA**
>
> » Controlar os sinais vitais, atentando para febre, dispneia, hipotensão e taquicardia. Informar ao enfermeiro caso ocorram essas alterações.
> » Realizar balanço hídrico rigoroso.
> » Controlar o nível de consciência da pessoa. Informar ao enfermeiro caso ocorra rebaixamento (sonolência, torpor, ausência de respostas a estímulos).
> » Puncionar acesso venoso calibroso para realizar hidratação endovenosa, conforme prescrição médica.

> O PACIENTE COM FEBRE AMARELA NÃO DEVE RECEBER SALICILATOS (AAS® E ASPIRINA®, POR EXEMPLO), SOB O RISCO DE HEMORRAGIA.

DENGUE, CHIKUNGUNYA E ZIKA

Essas três doenças são arboviroses, ou seja, causadas por arbovírus e transmitidas por aracnídeos e insetos. Neste caso, o transmissor é o mosquito *Aedes aegypti*. As arboviroses têm se constituído em um dos principais problemas de saúde pública no mundo.

A forma vetorial de transmissão (pelo vetor, ou seja, pela picada de fêmeas de *Aedes* infectadas) é a mais comum, mas há também a forma vertical (da gestante para o feto). A forma transfusional (pela transfusão de sangue) está sendo avaliada (BRASIL, 2019).

> ASSISTÊNCIA DE ENFERMAGEM –
> DENGUE, CHIKUNGUNYA E ZIKA

- » Manter o paciente em posição que favoreça a circulação sanguínea (membros estendidos).
- » Controlar os sinais vitais, atentando para febre, dispneia, hipotensão e taquicardia. Informar ao enfermeiro caso ocorram essas alterações.
- » Realizar balanço hídrico rigoroso.
- » Controlar o nível de consciência da pessoa. Informar ao enfermeiro caso ocorra rebaixamento (sonolência, torpor, ausência de respostas a estímulos).
- » Puncionar acesso venoso calibroso para realizar hidratação endovenosa, conforme prescrição médica.
- » Aplicar compressas frias nas articulações acometidas (com dor), de 4/4h, por 20 minutos.
- » Evitar sobrecarga das articulações, movimentando o paciente o mínimo necessário.

ÓBITOS E COMUNICAÇÃO DE MÁS NOTÍCIAS

A morte é a cessão de todas as funções do organismo. É o final do ciclo vital, e, apesar de todos sabermos que um dia iremos morrer, falar sobre o tema traz desconforto, tanto por nos remeter ao nosso próprio fim como por nos evocar um sentimento de imperfeição, de que nosso trabalho não obteve o sucesso desejado.

Porém os sensos de responsabilidade e compromisso para com o outro envolvidos no cuidar em enfermagem não podem existir apenas para que ele viva; devem também buscar que ele viva bem até o fim de sua vida e que amigos e familiares fiquem tão bem quanto possível após a morte.

Petrilli *et al. apud* Da Silva (2012, p. 50) afirmam que "se sabe que a habilidade de comunicação de notícias nos encontros iniciais desse processo pode produzir duas grandes reações: se adequada, a família e o paciente 'nunca a esquecerão'; se inadequada, eles 'nunca a perdoarão'".

A comunicação possui duas dimensões básicas: a verbal e a não verbal. A dimensão verbal ocorre com o uso de todas as palavras empregadas em uma interação, e a dimensão não verbal está presente em tudo o que comunicamos sem usar palavras. Algumas vezes, as palavras que pronunciamos são diferentes do que nossa expressão corporal e facial diz, e isso causa grande desalinho na recepção da mensagem. A pessoa não compreende muito bem o que estamos dizendo ou querendo dizer.

Da Silva (2012) afirma que é necessário que haja empatia por parte do profissional da saúde que dará a má notícia para com os familiares ou quem quer que seja que irá recebê-la. Diz ainda ser importante que as dimensões da comunicação sejam harmônicas em seu significado; que se fale "sinto muito" com o tom de voz e as expressões que significam que se sente muito; que se permaneça em silêncio quando assim se perceber necessário, para que a pessoa tenha tempo de assimilar a notícia.

No início deste século, médicos norte-americanos desenvolveram o chamado protocolo SPIKES, que consiste em um modelo de comunicação de más notícias: o diagnóstico de uma doença grave, um óbito. O protocolo é composto por seis etapas e pode auxiliar os profissionais da saúde a praticarem um atendimento humanizado aos pacientes e seus familiares.

QUADRO 1. ETAPAS DO PROTOCOLO SPIKES.

LETRA	SIGNIFICADO	AÇÃO
S	*Setting up* ("planejamento").	Preparar-se para o encontro, utilizando estratégias como treinar antes.
P	*Perception* ("percepção").	Perceber o paciente, procurando saber se ele já sabe o que está acontecendo.
I	*Invitation* ("convite").	Convidar para o diálogo, procurando saber se o paciente quer tomar as decisões ou se quer deixá-las a cargo de um familiar, por exemplo.
K	*Knowledge* ("conhecimento").	Transmitir as informações, usando palavras adequadas ao vocabulário do paciente/familiar.
E	*Emotions* ("emoções").	Expressar emoções; aguardar a resposta emocional do paciente/familiar, dando tempo a ele.
S	*Strategy and summary* ("estratégia e resumo").	Resumir e organizar estratégias de tratamento, que pode ou não ser curativo.

Fonte: Cruz e Riera (2016).

PROCEDIMENTOS PÓS-MORTE

MORTE NATURAL (CAUSA CONHECIDA)

- O MÉDICO PREENCHE A DECLARAÇÃO DE ÓBITO.

- O ENFERMEIRO COMUNICA O ÓBITO À FAMÍLIA E SOLICITA DOCUMENTO DE IDENTIFICAÇÃO DO FALECIDO.

- A ENFERMAGEM REALIZA O TAMPONAMENTO, O PREPARO DO CORPO E A IDENTIFICAÇÃO, ENCAMINHANDO-O PARA O NECROTÉRIO, COM IDENTIFICAÇÃO FIXADA NO PÉ E NO CORPO DO FALECIDO.

- O ENFERMEIRO ORIENTA OS FAMILIARES A REGISTRAREM OS DADOS FINAIS NA DECLARAÇÃO DE ÓBITO, NO SERVIÇO DE REGISTRO DO PACIENTE.

- O ENFERMEIRO ORIENTA OS FAMILIARES A REGISTRAREM O ÓBITO NA CENTRAL DE ÓBITOS DO MUNICÍPIO E PROVIDENCIAREM A FUNERÁRIA.

- A EQUIPE DE ENFERMAGEM RETIRA AS ROUPAS DE CAMA, AS BOMBAS INFUSORAS E OUTROS MATERIAIS, BEM COMO EQUIPAMENTOS DO BOX. TAMBÉM HIGIENIZA A RÉGUA DE GASES. ALÉM DISSO, RETIRA OS PERTENCES DO PACIENTE E OS ENTREGA AOS FAMILIARES.

- O ENFERMEIRO SOLICITA DESINFECÇÃO TERMINAL DO LEITO E, APÓS A DESINFECÇÃO, DISPONIBILIZA O LEITO PARA NOVA ADMISSÃO.

MORTE DE CAUSA DESCONHECIDA

- O MÉDICO EMITE UM RELATÓRIO DE ÓBITO.

- O ENFERMEIRO COMUNICA O ÓBITO À FAMÍLIA E SOLICITA DOCUMENTO DE IDENTIFICAÇÃO DO FALECIDO.

- O ENFERMEIRO COMUNICA O ÓBITO AO SERVIÇO DE VERIFICAÇÃO DE ÓBITO (SVO), PARA NECROPSIA.

- A ENFERMAGEM REALIZA O PREPARO DO CORPO, IDENTIFICA-O E O ENCAMINHA AO NECROTÉRIO, COM IDENTIFICAÇÃO FIXADA NO PÉ E NO CORPO DO FALECIDO. NÃO REALIZA TAMPONAMENTO.

- O ENFERMEIRO ORIENTA OS FAMILIARES A CONTATAREM UMA FUNERÁRIA, VIA CENTRAL DE ÓBITOS DO MUNICÍPIO, QUE ENCAMINHARÁ O CADÁVER PARA O SVO.

- A EQUIPE DE ENFERMAGEM RETIRA AS ROUPAS DE CAMA, AS BOMBAS INFUSORAS E OUTROS MATERIAIS, BEM COMO EQUIPAMENTOS DO BOX. TAMBÉM HIGIENIZA A RÉGUA DE GASES. ALÉM DISSO, RETIRA OS PERTENCES DO PACIENTE E OS ENTREGA AOS FAMILIARES.

- O ENFERMEIRO SOLICITA DESINFECÇÃO TERMINAL DO LEITO E, APÓS A DESINFECÇÃO, DISPONIBILIZA O LEITO PARA NOVA ADMISSÃO.

MORTE POR CAUSA VIOLENTA

- O MÉDICO EMITE UM RELATÓRIO DE ÓBITO.
- O ENFERMEIRO COMUNICA O ÓBITO À FAMÍLIA E SOLICITA DOCUMENTO DE IDENTIFICAÇÃO DO FALECIDO.
- O ENFERMEIRO COMUNICA O ÓBITO AO INSTITUTO MÉDICO LEGAL (IML), PARA REALIZAÇÃO DE NECROPSIA.
- A ENFERMAGEM REALIZA O PREPARO DO CORPO, IDENTIFICA-O E O ENCAMINHA AO NECROTÉRIO, COM IDENTIFICAÇÃO FIXADA NO PÉ E NO CORPO DO FALECIDO. NÃO REALIZA TAMPONAMENTO.
- O ENFERMEIRO ORIENTA OS FAMILIARES A REALIZAREM UM BOLETIM DE OCORRÊNCIA (CADAVÉRICO) PRÓXIMO AO LOCAL DE RESIDÊNCIA OU DO FATO DE OCORRÊNCIA.
- A ENFERMAGEM ENTREGA O CADÁVER E O RELATÓRIO DE ÓBITO PARA O IML.
- A EQUIPE DE ENFERMAGEM RETIRA AS ROUPAS DE CAMA, AS BOMBAS INFUSORAS E OUTROS MATERIAIS, BEM COMO EQUIPAMENTOS DO BOX. TAMBÉM HIGIENIZA A RÉGUA DE GASES. ALÉM DISSO, RETIRA OS PERTENCES DO PACIENTE E OS ENTREGA AOS FAMILIARES.
- O ENFERMEIRO SOLICITA DESINFECÇÃO TERMINAL DO LEITO E, APÓS A DESINFECÇÃO, DISPONIBILIZA O LEITO PARA NOVA ADMISSÃO.

ANOTAÇÕES NO PRONTUÁRIO

- HORÁRIO DO OCORRIDO.
- ASSISTÊNCIA PRESTADA APÓS CONSTATAÇÃO DA PARADA CARDIORRESPIRATÓRIA.
- HORÁRIO DA CONSTATAÇÃO DO ÓBITO PELO MÉDICO.
- COMUNICAÇÃO DO ÓBITO AO SETOR RESPONSÁVEL PELA COMUNICAÇÃO À FAMÍLIA, CONFORME ROTINA INSTITUCIONAL.
- PROCEDIMENTOS PÓS-MORTE REALIZADOS (HIGIENE DO CORPO E TAMPONAMENTO, ENTRE OUTROS).
- ENCAMINHAMENTO DO CORPO AO NECROTÉRIO.

REVISÃO DE TÓPICOS
(Respostas no Anexo; ver página 183.)

13.1 QUAIS OS EXAMES REALIZADOS PARA CONFIRNAR H1N1 E OS CUIDADOS NECESSÁRIOS RELACIONADOS A ESSA COLETA?

13.2 UM PACIENTE ACABA DE FALECER, E O ENFERMEIRO RESPONSÁVEL PEDE AO AUXILIAR DE ENFERMAGEM QUE O ACOMPANHE PARA DAR A NOTÍCIA DO ÓBITO AOS FAMILIARES, POIS ESTES CRIARAM UM VÍNCULO DE CONFIANÇA COM O AUXILIAR. COMENTE QUAIS SERIAM AS AÇÕES DO AUXILIAR NESSA SITUAÇÃO.

ANEXO
RESPOSTAS DOS EXERCÍCIOS

📦 CAPÍTULO 1

1.1 PADRÃO DE RESPOSTA: DESTINA-SE AO ATENDIMENTO DE CASOS QUE NÃO PODEM AGUARDAR UMA CONSULTA NORMAL, SEJA PELA GRAVIDADE, SEJA PELO DESCONFORTO EMOCIONAL E/OU FÍSICO DOS SINTOMAS.

1.2 ALTERNATIVA "D".
COMENTÁRIO: É CONSIDERADA EMERGÊNCIA TODA SITUAÇÃO DE SAÚDE QUE REPRESENTE RISCO IMINENTE DE VIDA. JÁ AS SITUAÇÕES QUE REQUEIRAM ATENDIMENTO IMEDIATO, MAS NAS QUAIS NÃO HÁ RISCO IMINENTE DE VIDA, SÃO CONSIDERADAS URGÊNCIAS.

1.3 PADRÃO DE RESPOSTA: A RDC Nº 222, DE 28 DE MARÇO DE 2018, REGULAMENTA O GERENCIAMENTO DE RESÍDUOS DE SERVIÇOS DE SAÚDE.

1.4 PADRÃO DE RESPOSTA: NÃO FAZ A TRIAGEM DE PACIENTE, POIS ESSA ATIVIDADE É DE COMPETÊNCIA DO MÉDICO OU DO ENFERMEIRO DA UNIDADE. O TÉCNICO OU O AUXILIAR DE ENFERMAGEM DEVEM USAR A LEI DO EXERCÍCIO PROFISSIONAL (7.498/1986) PARA FUNDAMENTAR A NEGATIVA.

1.5 ALTERNATIVA "A".
COMENTÁRIO: OS OUTROS EPIS NÃO SÃO UTILIZADOS NA ASSISTÊNCIA DIRETA AO PACIENTE. O PROTETOR PARA OS OLHOS CONTRA LUMINOSIDADE INTENSA E O AUDITIVO NÃO SÃO EPIS USADOS PELA ENFERMAGEM.

1.6 ALTERNATIVA "C".
COMENTÁRIO: SEGUNDO A NR 6, SÃO DE RESPONSABILIDADE DO EMPREGADOR SUBSTITUIR O EPI QUANDO DANIFICADO OU EXTRAVIADO, BEM COMO A AQUISIÇÃO DO EPI E A MANUTENÇÃO PERIÓDICA. O FUNCIONÁRIO DEVE USÁ-LO PARA ATENDER A TODOS OS PACIENTES, CONFORME A NECESSIDADE, SEGUINDO A REGULAMENTAÇÃO VIGENTE.

CAPÍTULO 2

2.1 PADRÃO DE RESPOSTA: AÇÃO QUE VISE A AMBIÊNCIA E ACOLHIMENTO. UM EXEMPLO PODE SER OUVIR COM ATENÇÃO AS QUEIXAS E PREOCUPAÇÕES DO USUÁRIO E BUSCAR SOLUÇÕES COM A EQUIPE MULTIDISCIPLINAR PARA ELAS.

2.2 ALTERNATIVA "C".
COMENTÁRIO: A POLÍTICA NACIONAL DE HUMANIZAÇÃO FOI CRIADA PELO MINISTÉRIO DA SAÚDE EM 2003 COM A FINALIDADE DE REFORÇAR OS PRINCÍPIOS DO SUS. A PNH RECONHECE A HUMANIZAÇÃO COMO "A VALORIZAÇÃO DOS DIFERENTES SUJEITOS IMPLICADOS NO PROCESSO DE PRODUÇÃO DE SAÚDE: USUÁRIOS, TRABALHADORES E GESTORES".

2.3 PADRÃO DE RESPOSTA: A SAÚDE FÍSICA E/OU PSÍQUICA COMPROMETIDA, O AMBIENTE DESCONHECIDO, O ESTRESSE VIVENCIADO POR UM ACOMETIMENTO INESPERADO, A SENSAÇÃO DE IMPOTÊNCIA DIANTE DO SOFRIMENTO/DOENÇA DE UM FAMILIAR, ENTRE OUTROS.

2.4 PADRÃO DE RESPOSTA: A TOMADA DE DECISÃO DA TÉCNICA ESTEVE EM DESACORDO COM OS PRINCÍPIOS LEGAIS, POIS SIGNIFICOU A REALIZAÇÃO DE UMA ATIVIDADE QUE NÃO LHE COMPETE DENTRO DA LEI DO EXERCÍCIO PROFISSIONAL.

2.5 ALTERNATIVA "C".
COMENTÁRIO: A ENFERMEIRA FOI IMPRUDENTE AO ABRIR A PORTA SEM O CUIDADO DE OBSERVAR SE HAVIA ALGUÉM ATRÁS. ELA PODERIA TER BATIDO NA PORTA E A ABERTO COM CAUTELA, EVITANDO O INCIDENTE.

2.6 ALTERNATIVA "A".
COMENTÁRIO: SEGUNDO O ART. 123 DO CÓDIGO DE ÉTICA DOS PROFISSIONAIS DE ENFERMAGEM, SÃO CONSIDERADAS CIRCUNSTÂNCIAS AGRAVANTES: "III - COMETER INFRAÇÃO DOLOSAMENTE".

2.7 ALTERNATIVA "D".
COMENTÁRIO: ESTRUTURA DESCREVE O CONTEXTO EM QUE OS CUIDADOS SÃO PRESTADOS, INCLUINDO OS EDIFÍCIOS DO HOSPITAL, PESSOAL, FINANCIAMENTO E EQUIPAMENTO; PROCESSO DENOTA AS TRANSAÇÕES ENTRE PACIENTES E EQUIPE DE SAÚDE EM TODO O FORNECIMENTO DE CUIDADOS DE SAÚDE; RESULTADOS REFEREM-SE AOS EFEITOS DOS CUIDADOS DE SAÚDE.

2.8 PADRÃO DE RESPOSTA: A PULSEIRA DE IDENTIFICAÇÃO DEVE SER DE COR BRANCA, DE PREFERÊNCIA COM ETIQUETA IMPRESSA CONTENDO O NOME COMPLETO, A DATA DE NASCIMENTO E O REGISTRO DE ATENDIMENTO. A PULSEIRA DEVE SER IMEDIATAMENTE COLOCADA NO MEMBRO SUPERIOR DIREITO OU EM OUTRO DEFINIDO PELA INSTITUIÇÃO NO MOMENTO DA ADMISSÃO, HAVENDO A CONFERÊNCIA DOS DADOS CONTIDOS NA PULSEIRA COM O PACIENTE, O RESPONSÁVEL LEGAL OU O ACOMPANHANTE.

2.9 ALTERNATIVA "A".
COMENTÁRIO: I. AFIRMAÇÃO CORRETA. II. A SEQUÊNCIA CORRETA É: PALMAS DAS MÃOS; DORSO DAS MÃOS; ESPAÇOS INTERDIGITAIS; PONTA DOS DEDOS; PUNHOS, E SECAR COMPLETAMENTE UTILIZANDO TOALHAS DE PAPEL DESCARTÁVEIS. III. O CORRETO SÃO CINCO MOMENTOS PARA HIGIENIZAÇÃO DAS MÃOS: 1) ANTES DO CONTATO COM O PACIENTE; 2) ANTES DA REALIZAÇÃO DE PROCEDIMENTO ASSÉPTICO; 3) APÓS A EXPOSIÇÃO A FLUIDOS CORPORAIS; 4) APÓS O CONTATO COM O PACIENTE; 5) APÓS O CONTATO COM O AMBIENTE PRÓXIMO AO PACIENTE.

CAPÍTULO 3

3.1 ALTERNATIVA "D".
COMENTÁRIOS: ATROPINA E CAPTOPRIL NÃO SÃO MEDICAMENTOS ESSENCIAIS. A ATROPINA, EMBORA ESTEJA NA LISTA DA DIRETRIZ DE APOIO AO SUPORTE AVANÇADO DE VIDA EM CARDIOLOGIA, NÃO É MAIS UTILIZADA EM RPC DESDE 2010.

3.2 ALTERNATIVA "B".
COMENTÁRIOS: A HIPEREXTENSÃO E A HIPERFLEXÃO DEVEM SER EVITADAS NA VÍTIMA DE TRAUMA, COM O INTUITO DE PREVENIR (OU NÃO PIORAR) POSSÍVEIS LESÕES NA COLUNA CERVICAL. O PRIMEIRO CUIDADO COM A VÍTIMA DE TRAUMA É IMOBILIZAR O PESCOÇO (REGIÃO CERVICAL) PARA EVITAR QUAISQUER MOVIMENTOS.

3.3 PADRÃO DE RESPOSTA: CONFORME A RESOLUÇÃO COFEN 557/2017, A ASPIRAÇÃO DE VIAS AÉREAS DE PACIENTES GRAVES, SUBMETIDOS A VENTILAÇÃO MECÂNICA CONTÍNUA OU EM USO DE TRAQUEOSTOMIA, É PRIVATIVAO DO ENFERMEIRO. TODOS OS DEMAIS PACIENTES PODEM TER SUAS VIAS AÉREAS ASPIRADAS POR TÉCNICOS E AUXILIARES DE ENFERMAGEM. OU SEJA, PACIENTES HEMODINAMICAMENTE ESTÁVEIS E SEM RISCO DE INSTABILIZAÇÃO HEMODINÂMICA E QUE NÃO ESTEJAM EM USO DE TRAQUEOSTOMIA.

CAPÍTULO 4

4.1 PADRÃO DE RESPOSTA: ALTERAÇÕES NA FREQUÊNCIA E NO RITMO CARDÍACO, ALTERAÇÕES NO PADRÃO VENTILATÓRIO, TONTURAS E CONFUSÃO MENTAL.

4.2 ALTERNATIVA "A".
COMENTÁRIO: A ALTERNATIVA "B" APRESENTA OS EFEITOS α-ADRENÉRGICOS DA DOPAMINA. A ALTERNATIVA "C" APRESENTA OS EFEITOS β-ADRENÉRGICOS DA DOPAMINA, E A ALTERNATIVA "D" APRESENTA OS EFEITOS CLÍNICOS DA NITROGLICERINA.

4.3 PADRÃO DE RESPOSTA: PACIENTE CERTO, MEDICAMENTO CERTO, VIA CERTA, HORA CERTA, DOSE CERTA, REGISTRO CERTO DA ADMINISTRAÇÃO DO MEDICAMENTO, ORIENTAÇÃO CERTA, FORMA FARMACÊUTICA CERTA E RESPOSTA CERTA.

CAPÍTULO 5

5.1 ALTERNATIVA "C".
COMENTÁRIO: SERÃO NECESSÁRIOS UM TUBO DE TAMPA ROXA OU LILÁS PARA A COLETA DO HEMOGRAMA, UM TUBO DE TAMPA AZUL PARA A COLETA DO COAGULOGRAMA E UM TUBO DE TAMPA AMARELA OU DE TAMPA VERMELHA PARA A COLETA DO PERFIL LIPÍDICO.

5.2 PADRÃO DE RESPOSTA: OBSERVAR, ANOTAR E COMUNICAR SPO2 < 95%, BRADIPNEIA E HIPOVENTILAÇÃO. OBSERVAR NÍVEL DE CONSCIÊNCIA. MANTER GRADES ELEVADAS, POIS HÁ RISCO DE QUEDA.

5.3 PADRÃO DE RESPOSTA: BRAÇADEIRA VERMELHA – MEMBRO SUPERIOR DIREITO. BRAÇADEIRA AMARELA – MEMBRO SUPERIOR ESQUERDO. BRAÇADEIRA VERDE – MEMBRO INFERIOR ESQUERDO. BRAÇADEIRA PRETA – MEMBRO INFERIOR DIREITO. V1 – POSICIONAR NO 4º ESPAÇO INTERCOSTAL NA LINHA PARAESTERNAL DIREITA. V2 – POSICIONAR NO 4º ESPAÇO INTERCOSTAL NA LINHA PARAESTERNAL ESQUERDA. V3 – POSICIONAR NO ESPAÇO MÉDIO ENTRE V2 E V4. V4 – POSICIONAR NO 5º ESPAÇO INTERCOSTAL NA LINHA HEMICLAVICULAR ESQUERDA. V5 – POSICIONAR NO 5º ESPAÇO INTERCOSTAL NA LINHA AXILAR ANTERIOR ESQUERDA. V6 – POSICIONAR NO 5º ESPAÇO INTERCOSTAL NA LINHA AXILAR MÉDIA ESQUERDA.

CAPÍTULO 6

6.1 ALTERNATIVA "D".
COMENTÁRIO: APENAS O BLS É DESTINADO AO PÚBLICO LEIGO.

6.2 ALTERNATIVA "A".
COMENTÁRIO: A SEQUÊNCIA CORRETA É (1) CHECAR O NÍVEL DE CONSCIÊNCIA, SE A PESSOA ESTIVER INCONSCIENTE CHAMAR AJUDA; (2) CHECAR PULSO, SE NÃO CONSEGUIR SENTI-LO INICIAR COMPRESSÕES TORÁCICAS.

6.3 PADRÃO DE RESPOSTA: INCONSCIÊNCIA; AUSÊNCIA DE PULSO PALPÁVEL EM GRANDES ARTÉRIAS; AUSÊNCIA DE MOVIMENTOS RESPIRATÓRIOS OU PRESENÇA DE GASPING.

6.4 ALTERNATIVA "A".
COMENTÁRIO: O CORRETO É CONTER SANGRAMENTOS EXTERNOS DE LESÕES POR MEIO DE COMPRESSÃO NO LOCAL DO SANGRAMENTO COM PANO LIMPO E SECO.

6.5 PADRÃO DE RESPOSTA: MONITORIZAR EM MONITOR MULTIPARÂMETROS PACIENTES QUE DÃO ENTRADA COM SINTOMAS DE ANGINA; INSTALAR CATETER NASAL DE OXIGÊNIO EM PACIENTES COM SATURAÇÃO < 95%, CONFORME PRESCRIÇÃO MÉDICA OU PROTOCOLO INSTITUCIONAL; PUNCIONAR ACESSO VENOSO CALIBROSO; COLETAR AMOSTRAS DE SANGUE, PARA A AVALIAÇÃO DE NÍVEIS SÉRICOS DE TROPONINA T E ISOENZIMAS CARDÍACAS DA CREATINOQUINASE (CK-MB); FAZER ELETROCARDIOGRAMA STANDARD, COM 12 DERIVAÇÕES, CONFORME PROTOCOLO INSTITUCIONAL OU PRESCRIÇÃO MÉDICA.

CAPÍTULO 7

7.1 ALTERNATIVA "B".
COMENTÁRIO: O ACÚMULO DE LÍQUIDO COM ALTO TEOR DE PROTEÍNAS E HEMOGLOBINAS NOS ALVÉOLOS PRODUZ EXPECTORAÇÃO RÓSEA E AUSCULTA PULMONAR COM RONCOS DIFUSOS.

7.2 ALTERNATIVA "A".
COMENTÁRIO: COMO ÚLTIMA TENTATIVA DE MANTER OS ÓRGÃOS OXIGENADOS, O ORGANISMO AUMENTA OS BATIMENTOS CARDÍACOS (TAQUICARDIA), A FREQUÊNCIA RESPIRATÓRIA (TAQUIPNEIA), A RETENÇÃO DE ÁGUA NOS RINS (OLIGÚRIA) E A CONSTRIÇÃO VASCULAR PERIFÉRICA (PRODUZINDO CIANOSE DE EXTREMIDADES). O BAIXO VOLUME DE SANGUE EJETADO POR MINUTO (BAIXO DÉBITO CARDÍACO) FAZ COM QUE A PRESSÃO ARTERIAL FIQUE BAIXA.

7.3 PADRÃO DE RESPOSTA: MANTER O PACIENTE MONITORIZADO EM MONITOR MULTIPARÂMETROS; PUNCIONAR ACESSO VENOSO CALIBROSO; CONTROLAR RIGOROSAMENTE OS SINAIS VITAIS CONFORME PRESCRIÇÃO DE ENFERMAGEM; REALIZAR BALANÇO HÍDRICO RIGOROSO; OBSERVAR, ANOTAR E COMUNICAR ALTERAÇÕES NO NÍVEL DE CONSCIÊNCIA; OBSERVAR, ANOTAR E COMUNICAR PRESENÇA DE HIPOTENSÃO ARTERIAL; OBSERVAR, ANOTAR E COMUNICAR ALTERAÇÕES NO TRAÇADO ELETROCARDIOGRÁFICO DO CARDIOSCÓPIO; MANTER PACIENTE EM DECÚBITO FOWLER; MANTER VIAS AÉREAS PÉRVEAS E PREPARAR MATERIAL DE INTUBAÇÃO OROTRAQUEAL PARA PACIENTES COM QUADRO DE EDEMA AGUDO DE PULMÃO.

CAPÍTULO 8

8.1 ALTERNATIVA "A".

COMENTÁRIO: EM RELAÇÃO À ALTERNATIVA "B", O CORRETO SERIA "SÃO SINAIS INDICATIVOS DE INSUFICIÊNCIA RESPIRATÓRIA OU MAU FUNCIONAMENTO RESPIRATÓRIO: CIANOSE, **DIMINUIÇÃO DA PRESSÃO ARTERIAL**, **DISPNEIA** E DESORIENTAÇÃO"; NO CASO DA ALTERNATIVA "C", O CORRETO SERIA "A CAPACIDADE DO ORGANISMO DE SATISFAZER A SUAS NECESSIDADES DE OXIGÊNIO **DEPENDE** DO ADEQUADO FUNCIONAMENTO DO SISTEMA VASCULAR E RESPIRATÓRIO, POIS A HEMATOSE OCORRE EM NÍVEL ALVEOLAR"; SOBRE A ALTERNATIVA "D", O CERTO SERIA "A ASPIRAÇÃO DAS VIAS AÉREAS **FACILITA** A ADEQUADA HEMATOSE".

8.2 PADRÃO DE RESPOSTA: OS SIBILOS SE DEVEM AO ESTREITAMENTO DOS BRÔNQUIOS, E O AUMENTO DA CO_2 NO SANGUE DECORRE DA DIMINUIÇÃO DAS TROCAS GASOSAS.

CAPÍTULO 9

9.1 ALTERNATIVA "B".

COMENTÁRIO: A ELEVAÇÃO DOS MEMBROS INFERIORES AUMENTA O RETORNO VENOSO E CONSEQUENTEMENTE, O DÉBITO CARDÍACO, PODENDO ELEVAR A PRESSÃO INTRACRANIANA ALÉM DE PREJUDICAR O ALINHAMENTO DA COLUNA VERTEBRAL.

9.2 PADRÃO DE RESPOSTA: ESTABILIZAR QUALQUER OBJETO PENETRANTE E NÃO O REMOVER; COBRIR IMEDIATAMENTE A LESÃO COM UM CURATIVO DE TRÊS PONTAS; CONTROLAR OS SINAIS VITAIS, ATENTANDO PARA ALTERAÇÕES NO PADRÃO RESPIRATÓRIO E NA SATURAÇÃO DE OXIGÊNIO; ATENTAR PARA ALTERAÇÕES NO NÍVEL DE CONSCIÊNCIA.

CAPÍTULO 10

10.1 ALTERNATIVA "A".
COMENTÁRIO: A POSIÇÃO CORRETA DA CABEÇA É MANTENDO ALINHAMENTO MENTOESTERNAL, PARA FACILITAR A DRENAGEM DE LÍQUOR.

10.2 ALTERNATIVA "C".
COMENTÁRIO: ESSES CUIDADOS SÃO PARA PACIENTES VÍTIMAS DE CONVULSÃO.

CAPÍTULO 11

11.1 ALTERNATIVA "D".
COMENTÁRIO: AQUECER AS EXTREMIDADES PROMOVE VASODILATAÇÃO PERIFÉRICA, ELIMINANDO O MECANISMO COMPENSATÓRIO DE VASOCONSTRIÇÃO E PIORANDO O ESTADO GERAL DO PACIENTE.

11.2 ALTERNATIVA "A".
COMENTÁRIO: NUNCA FURE AS BOLHAS, POIS ELAS SÃO UMA ESPÉCIE DE CURATIVO NATURAL DO ORGANISMO. NUNCA APLIQUE UNGUENTOS OU BICARBONATO DE SÓDIO, PORQUE ELES VÃO PIORAR A LESÃO. E COBRIR AS LESÕES COM UM PANO UMEDECIDO COM VINAGRE VAI APENAS AUMENTAR A DOR.

CAPÍTULO 12

12.1 ALTERNATIVA "B".
COMENTÁRIO: TORNIQUETES E SANGRIAS NÃO SÃO UTILIZADOS. A LAVAGEM ESTOMACAL ESTÁ INDICADA PARA CASOS DE INTOXICAÇÃO POR INGESTÃO.

12.2 PADRÃO DE RESPOSTA: HIPERGLICEMIA (AUMENTO DO NÍVEL SÉRICO DE GLICOSE); POLIÚRIA (AUMENTO DO DÉBITO URINÁRIO); POLIDIPSIA (AUMENTO DA SEDE); POLIFAGIA (AUMENTO DA FOME).

CAPÍTULO 13

13.1 PADRÃO DE RESPOSTA: A FASE DE MAIOR TRANSMISSIBILIDADE DA DOENÇA ENGLOBA O PERÍODO ENTRE 1 DIA ANTES DO INÍCIO DOS SINTOMAS ATÉ O 7º DIA DE EVOLUÇÃO, DEVENDO-SE COLETAR AS AMOSTRAS RESPIRATÓRIAS PREFERENCIALMENTE NO INÍCIO DO QUADRO. AS AMOSTRAS RESPIRATÓRIAS PREFERENCIAIS SÃO SWAB OU ASPIRADO NASOFARÍNGEO/LAVADO OU ASPIRADO NASAL; ALTERNATIVAMENTE, COMBINAÇÃO DO SWAB NASAL COM SWAB DE OROFARINGE E ASPIRADO TRAQUEAL EM PACIENTES INTUBADOS. CUIDADOS: MANTER AS AMOSTRAS DE SECREÇÃO RESPIRATÓRIA EM TEMPERATURA ADEQUADA DE REFRIGERAÇÃO (DE 4 °C A 8 °C) E ENCAMINHÁ-LAS AOS LABORATÓRIOS CENTRAIS DE SAÚDE PÚBLICA (LACEN), PREFERENCIALMENTE NO MESMO DIA DA COLETA; EXPLICAR TODOS OS PROCEDIMENTOS AO PACIENTE E/OU AO RESPONSÁVEL ANTES DE REALIZÁ-LOS.

13.2 PADRÃO DE RESPOSTA: RESPOSTA PESSOAL DO LEITOR; É POSSÍVEL UTILIZAR O PROTOCOLO SPIKES.

GLOSSÁRIO

AESP. ATIVIDADE ELÉTRICA SEM PULSO.

AINES. ANTI-INFLAMATÓRIOS NÃO ESTEROIDAIS.

ALINHAMENTO MENTOESTERNAL. QUEIXO ALINHADO COM O OSSO ESTERNO, NO TÓRAX.

AMBU. SIGLA DE *ARTIFICIAL MANUAL BREATHING UNIT*, OU UNIDADE MANUAL DE VENTILAÇÃO ARTIFICIAL.

ANISOCORIA. DIÂMETRO DESIGUAL DAS PUPILAS.

ANTIPIRÉTICO. MEDICAMENTO PARA COMBATE À FEBRE.

AVE. ACIDENTE VASCULAR ENCEFÁLICO.

BRADICARDIA. BAIXA FREQUÊNCIA CARDÍACA.

BRADIPNEIA. LENTIDÃO NA RESPIRAÇÃO.

CHOQUE HIPOLOVÊMICO. DESEQUILÍBRIO ENTRE OFERTA E DEMANDA DE OXIGÊNIO PROVOCADO PELA DIMINUIÇÃO DO VOLUME DE SANGUE CIRCULANTE.

CHOQUE SÉPTICO. DESEQUILÍBRIO ENTRE OFERTA E DEMANDA DE OXIGÊNIO PROVOCADO POR UMA RESPOSTA EXACERBADA A UMA INFECÇÃO.

CIANOSE. ALTERAÇÃO NA COLORAÇÃO DE UNHAS, NA PONTA DO NARIZ E NO LÓBULO DAS ORELHAS (AZULADA EM PELES CLARAS E CINZA EM PELES ESCURAS).

DEA. DESFIBRILADOR EXTERNO AUTOMÁTICO.

DEAMBULAÇÃO. MOVIMENTAÇÃO, CAMINHADA.

DÉBITO CARDÍACO. VOLUME DE SANGUE EJETADO POR MINUTO PELO CORAÇÃO.

DECÚBITO DORSAL. POSIÇÃO DEITADA "DE BARRIGA PARA CIMA".

DESVIO DE RIMA. PARALISIA EM METADE DA FACE; "SORRISO TORTO".

DHEG. DOENÇA HIPERTENSIVA ESPECÍFICA DA GESTAÇÃO.

DIPLOPIA. VISÃO DUPLA.

DISARTRIA. INCAPACIDADE DE ARTICULAR PALAVRAS.

DISFAGIA. DIFICULDADE DE DEGLUTIÇÃO; DIFICULDADE PARA MASTIGAR E ENGOLIR ALIMENTOS.

DISPNEIA PAROXÍSTICA NOTURNA. DIFICULDADE DE RESPIRAÇÃO APÓS SE DEITAR PARA DORMIR.

DISÚRIA. DOR OU ARDÊNCIA AO URINAR.

DPOC. DOENÇA PULMONAR OBSTRUTIVA CRÔNICA.

ECG. ELETROCARDIOGRAMA.

ENDEMIA. DOENÇA INFECCIOSA HABITUAL EM DETERMINADA REGIÃO.

EPIDEMIA. ENDEMIA QUE SE ESPALHA PARA OUTRAS REGIÕES NÃO HABITUAIS.

FA. FIBRILAÇÃO ATRIAL.

FV. FIBRILAÇÃO VENTRICULAR.

GALACTORREIA. SECREÇÃO ANORMAL DE LEITE PELAS MAMAS.

GASPING. RESPIRAÇÃO AGÔNICA.

HEMATÚRIA. SANGUE VISÍVEL NA URINA OU URINA AVERMELHADA.

HEMIPARESIA. FRAQUEZA MUSCULAR OU PARALISIA PARCIAL DE UM LADO DO CORPO.

HIPERCALCEMIA. NÍVEL ELEVADO DE CÁLCIO NO SANGUE.

HIPERCAPNIA. EXCESSO DE DIÓXIDO DE CARBONO NO SANGUE.

HIPERGLICEMIA. EXCESSO/AUMENTO DO NÍVEL SÉRICO DE GLICOSE.

HIPERVENTILAÇÃO. RESPIRAÇÃO RÁPIDA E PROFUNDA.

HIPOGLICEMIA. FALTA DE GLICOSE NO SANGUE.

HIPONATREMIA. BAIXO NÍVEL DE SÓDIO.

HIPOVOLEMIA. DIMINUIÇÃO ANORMAL DO VOLUME DO SANGUE.

HIPOXEMIA. CONCENTRAÇÃO, ABAIXO DO NORMAL, DE OXIGÊNIO NO SANGUE.

HIPÓXIA. DIMINUIÇÃO DO OXIGÊNIO NO SANGUE ARTERIAL OU NOS TECIDOS.

IATROGENIA. CONDIÇÃO PATOLÓGICA PROVOCADA POR UM TRATAMENTO (POR EXEMPLO, A PASSAGEM DE UM CATETER).

IGASTRALGIA. DOR NA REGIÃO EPIGÁSTRICA, EM QUE SE LOCALIZA A MAIOR PORÇÃO DO ESTÔMAGO.

ÍLEO PARALÍTICO. CONDIÇÃO CLÍNICA EM QUE OS MOVIMENTOS INTESTINAIS ESTÃO ABOLIDOS, GERALMENTE DE FORMA TEMPORÁRIA.

INOTROPISMO CARDÍACO. REDUÇÃO DA FORÇA DOS BATIMENTOS DO CORAÇÃO.

LCR. LÍQUIDO CEFALORRAQUIDIANO; LÍQUOR.

MIALGIA. DOR MUSCULAR.

MIASTENIA. FRAQUEZA MUSCULAR.

MIDRÍASE. DILATAÇÃO DA PUPILA.

MUSCULATURA ACESSÓRIA (USO EM RESPIRAÇÃO). ESSES MÚSCULOS, LOCALIZADOS NO TÓRAX, SÃO UTILIZADOS EM INSPIRAÇÕES FORÇADAS OU QUANDO A PESSOA ESTÁ EM SOFRIMENTO RESPIRATÓRIO.

OLIGÚRIA. REDUÇÃO NO VOLUME DE URINA.

ORTOPNEIA. IMPOSSIBILIDADE DE RESPIRAR A NÃO SER COM O TÓRAX ERETO.

PA. PRESSÃO ARTERIAL.

PAD. PRESSÃO ARTERIAL DIASTÓLICA.

PAM. PRESSÃO ARTERIAL MÉDIA.

PANDEMIA. DOENÇA INFECCIOSA HABITUAL EM DETERMINADA REGIÃO AMPLAMENTE DISSEMINADA (POR EXEMPLO, DISSEMINAÇÃO EM VÁRIOS PAÍSES).

PAPILEDEMA. INCHAÇO DO DISCO ÓPTICO EM RAZÃO DO AUMENTO DA PRESSÃO INTRACRANIANA.

PARESIA. FRAQUEZA DE MEMBROS; PERDA DA CAPACIDADE DE REALIZAR MOVIMENTOS.

PARESTESIA. DORMÊNCIA, COCEIRA NOS MEMBROS.

PAS. PRESSÃO ARTERIAL SISTÓLICA.

PCR. PARADA CARDIORRESPIRATÓRIA.

PERFUSÃO PERIFÉRICA. FORNECIMENTO DE SANGUE OXIGENADO AOS TECIDOS PERIFÉRICOS (PÉS, MÃOS, POR EXEMPLO).

PLEGIA. FALTA COMPLETA DE FORÇA MUSCULAR; PARALISIA DOS MOVIMENTOS DE UM OU MAIS MEMBROS.

POLIDIPSIA. AUMENTO DA SEDE.

POLIFAGIA. AUMENTO DA FOME.

POLIÚRIA. AUMENTO DO DÉBITO (VOLUME) URINÁRIO.

PROTEINÚRIA. PERDA DE PROTEÍNAS PELA URINA.

PULSO FILIFORME. PULSO DIFÍCIL DE SENTIR POR PRESSÃO DIGITAL.

RASH CUTÂNEO. LESÕES AVERMELHADAS E ELEVADAS NA PELE ("BROTOEJA").

RCP. REANIMAÇÃO CARDIOPULMONAR OU RESSUSCITAÇÃO CARDIOPULMONAR.

REAÇÕES EXTRAPIRAMIDAIS. CANSAÇO, INQUIETAÇÃO MOTORA, MOVIMENTOS INVOLUNTÁRIOS.

SAV. SUPORTE AVANÇADO DE VIDA.

SBV. SUPORTE BÁSICO DE VIDA.

SIALORREICOS (PACIENTES). PACIENTE COM SIALORREIA, SALIVAÇÃO EXCESSIVA.

SPO2. SATURAÇÃO DE OXIGÊNIO.

SCQ. SUPERFÍCIE CORPORAL QUEIMADA.

TAQUICARDIA. ACELERAÇÃO DA FREQUÊNCIA CARDÍACA.

TAQUIPNEIA. ACELERAÇÃO DO RITMO RESPIRATÓRIO.

TCE. TRAUMATISMO CRANIOENCEFÁLICO.

TV. TAQUICARDIA VENTRICULAR.

VIAS AÉREAS PÉRVEAS. VIAS AÉREAS LIVRES DE OBSTRUÇÕES (SECREÇÃO, "CATARRO").

REFERÊNCIAS

V DIRETRIZ DA SOCIEDADE BRASILEIRA DE CARDIOLOGIA sobre tratamento do infarto agudo do miocárdio com supradesnível do segmento ST. **Arquivos Brasileiros de Cardiologia**, v. 105, n. 2, 2015.

AKAMINE, N. *et al*. Fisiopatologia do choque e da disfunção de múltiplos órgãos. In: KNOBEL, E. **Condutas no paciente grave**. 3. ed. Porto Alegre: Artmed, 2006.

AMERICAN HEART ASSOCIATION. **2017 American Heart Association focused update on adult basic life support and cardiopulmonary resuscitation quality**: an update to the American Heart Association Guidelines for cardiopulmonary resuscitation and emergency cardiovascular care. 2017. Disponível em: https://doi.org/10.1161/CIR.0000000000000539. Acesso em: 1 fev. 2020.

AMERICAN HEART ASSOCIATION. **Guidelines for cardiopulmonary resuscitation and emergency cardiovascular care**. 2015. Disponível em: https://eccguidelines.heart.org/wp-content/uploads/2015/10/2015-AHA-Guidelines-Highlights-Portuguese.pdf. Acesso em: 1 fev. 2020.

AUXILIAR DE ENFERMAGEM que cortou dedo de criança é investigada. **G1**, São Paulo, 31 jan. 2011. Disponível em: http://g1.globo.com/sao-paulo/noticia/2011/01/auxiliar-de-enfermagem-que-cortou-dedo-de-crianca-e-investigada.html. Acesso em: 1 fev. 2020.

AZEVEDO, A. L. C. S. *et al*. Organização de serviços de emergência hospitalar: uma revisão integrativa de pesquisas. **Revista Eletrônica de Enfermagem**, v. 12, n. 4, out./dez. 2010.

BRASIL. Agência Nacional de Vigilância Sanitária. **Assistência segura**: uma reflexão teórica aplicada à prática. Brasília, DF: Anvisa, 2017a.

BRASIL. Agência Nacional de Vigilância Sanitária. **Bulário Anvisa**. Disponível em: http://www.anvisa.gov.br/datavisa/fila_bula/frmVisualizarBula.asp?pNuTransacao=24957422016&pIdAnexo=4024118. Acesso em: 1 fev. 2020.

BRASIL. Agência Nacional de Vigilância Sanitária. Resolução da Diretoria Colegiada da Anvisa – RDC nº 50, de 21 de fevereiro de 2002. **Diário Oficial [da] República Federativa do Brasil**, Poder Executivo, Brasília, DF, 22 fev. 2002. Disponível em: http://portal.anvisa.gov.br/documents/33880/2568070/res0050_21_02_2002.pdf/ca7535b3-818b-4e9d-9074-37c830fd9284. Acesso em: 1 fev. 2020.

BRASIL. Agência Nacional de Vigilância Sanitária. Resolução da Diretoria Colegiada da Anvisa – RDC nº 36, de 25 de julho de 2013. **Diário Oficial [da] República Federativa do Brasil**, Poder Executivo, Brasília, DF, 26 jul 2013a. Disponível em: http://bvsms.saude.gov.br/bvs/saudelegis/anvisa/2013/rdc0036_25_07_2013.html. Acesso em: 1 fev. 2020.

BRASIL. Agência Nacional de Vigilância Sanitária. Resolução da Diretoria Colegiada da Anvisa – RDC nº 222, de 28 de março de 2018. **Diário Oficial [da] República Federativa do Brasil**, Poder Executivo, Brasília, DF, 29 mar. 2018. Disponível em: http://portal.anvisa.gov.br/documents/10181/3427425/RDC_222_2018_.pdf/c5d3081d-b331-4626-8448-c9aa426ec410. Acesso em: 1 fev. 2020.

BRASIL. Decreto-lei nº 94.406, de 8 de junho de 1987. **Diário Oficial [da] República Federativa do Brasil**, Poder Executivo, Brasília, DF, 9 jun. 1987.

BRASIL. Lei nº 7.498, de 25 de junho de 1986. **Diário Oficial [da] República Federativa do Brasil**, Poder Executivo, Brasília, DF, 26 jun. 1986.

BRASIL. Ministério da Saúde. **Acolhimento e classificação de risco nos serviços de urgência**. Brasília, DF: Ministério da Saúde, 2009. Disponível em: http://bvsms.saude.gov.br/bvs/publicacoes/acolhimento_classificaao_risco_servico_urgencia.pdf. Acesso em: 1 fev. 2020.

BRASIL. Ministério da Saúde. **Acolhimento nas práticas de produção de saúde**. 2. ed. Brasília, DF: Ministério da Saúde, 2010a.

BRASIL. Ministério da Saúde. **Documento de referência para Programa Nacional de Segurança do Paciente**. Brasília, DF: Ministério da Saúde, 2014a.

BRASIL. Ministério da Saúde. **Guia de vigilância em saúde**. 3. ed. Brasília, DF: Ministério da Saúde, 2019.

BRASIL. Ministério da Saúde. **HumanizaSUS**: documento base para gestores e trabalhadores do SUS. 4. ed. Brasília, DF: Ministério da Saúde, 2010b. Disponível em: http://bvsms.saude.gov.br/bvs/publicacoes/humanizasus_documento_gestores_trabalhadores_sus.pdf. Acesso em: 1 fev. 2020.

BRASIL. Ministério da Saúde. **Manual de implantação e implementação**: núcleo interno de regulação para hospitais gerais e especializados. Brasília, DF: Ministério da Saúde, 2017b.

BRASIL. Ministério da Saúde. **Manual instrutivo da Rede de Atenção às Urgências e Emergências no Sistema Único de Saúde (SUS)**. Brasília, DF: Ministério da Saúde, 2013b. Disponível em: http://bvsms.saude.gov.br/bvs/publicacoes/manual_instrutivo_rede_atencao_urgencias.pdf. Acesso em: 1 fev. 2020.

BRASIL. Ministério da Saúde. **Política Nacional de Humanização**: formação e intervenção. Brasília, DF: Ministério da Saúde, 2010c.

BRASIL. Ministério da Saúde. Portaria nº 204, de 17 de fevereiro de 2016. **Diário Oficial [da] República Federativa do Brasil**, Poder Executivo, Brasília, DF, 18 fev. 2016.

BRASIL. Ministério da Saúde. Portaria nº 205, de 17 de fevereiro de 2016. **Diário Oficial [da] República Federativa do Brasil**, Poder Executivo, Brasília, DF, 18 fev. 2016.

BRASIL. Ministério da Saúde. Portaria nº 354, de 10 de março de 2014. **Diário Oficial [da] República Federativa do Brasil**, Poder Executivo, Brasília, DF, 11 mar. 2014b.

BRASIL. Ministério da Saúde. Portaria nº 1.600, de 7 de julho de 2011. **Diário Oficial [da] República Federativa do Brasil**, Poder Executivo, Brasília, DF, 8 jul. 2011.

BRASIL. Ministério da Saúde. **Protocolo para o enfrentamento à pandemia de Influenza A (H1N1) 2009**: ações de atenção primária à saúde. Brasília, DF: Ministério da Saúde, 2010d.

BRASIL. Ministério do Trabalho e Emprego. Portaria nº 485, de 11 de novembro de 2005. **Diário Oficial [da] República Federativa do Brasil**, Poder Executivo, Brasília, DF, 2005.

BRASILEIRO FILHO, G. **Bogliolo – Patologia**. 5. ed. Rio de Janeiro: Guanabara Koogan, 2013.

CONSELHO FEDERAL DE ENFERMAGEM. **Código de Ética dos Profissionais de Enfermagem**. Disponível em: http://www.cofen.gov.br/wp-content/uploads/2012/03/resolucao_311_anexo.pdf. Acesso em: 1 fev. 2020.

CONSELHO FEDERAL DE ENFERMAGEM. **Parecer Normativo nº 002/2017**. Disponível em: http://www.cofen.gov.br/parecer-normativo-no-0022017_48727.html. Acesso em: 1 fev. 2020.

CONSELHO FEDERAL DE ENFERMAGEM. **Resolução Cofen nº 543/2017**. Disponível em: http://www.cofen.gov.br/resolucao-cofen-5432017_51440.html. Acesso em: 1 fev. 2020.

CONSELHO FEDERAL DE ENFERMAGEM. **Resolução Cofen nº 557/2017**. Disponível em: http://www.cofen.gov.br/resolucao-cofen-no-05572017_54939.html. Acesso em: 1 fev. 2020.

CONSELHO FEDERAL DE ENFERMAGEM. **Resolução Cofen nº 564/2017**. 2018. Disponível em: http://www.cofen.gov.br/resolucao-cofen-no-5642017_59145.html. Acesso em: 1 fev. 2020.

CONSELHO REGIONAL DE ENFERMAGEM DE SÃO PAULO. **Orientação Fundamentada nº 036/2014**. Disponível em: https://portal.coren-sp.gov.br/sites/default/files/Orienta%C3%A7%C3%A3o%20Fundamentada%20-%20036.pdf. Acesso em: 1 fev. 2020.

CORDEIRO JUNIOR, W.; TORRES, B. L. B.; RAUSCH, M. C. P. **Sistema Manchester de classificação de risco**: comparando modelos. Grupo Brasileiro de Classificação de Risco, 2014. Disponível em: http://gbcr.org.br/public/uploads/filemanager/source/53457bf080903.pdf. Acesso em: 16 ago. 2019.

CRUZ, C. O.; RIERA, R. Comunicando más notícias: o protocolo SPIKES. **Diagnóstico & Tratamento**, v. 21, n. 3, 2016.

DA SILVA, M. J. P. Comunicação de más notícias. **O Mundo da Saúde**, São Paulo, v. 36, n. 1, 2012.

DALCIN, P. T. R.; PERIN, C. Manejo da asma aguda em adultos na sala de emergência: evidências atuais. **Revista da Associação Médica Brasileira**, v. 55, n. 1, 2009.

DEL-BEN, C. M. *et al*. Emergências psiquiátricas: manejo de agitação psicomotora e avaliação de risco suicida. **Medicina**, Ribeirão Preto, n. 50, supl. 1, jan./fev., 2017. Disponível em: http://revista.fmrp.usp.br/2017/vol50-Supl-1/SIMP 10-Emergencias-Psiquiatricas.pdf. Acesso em: 1 fev. 2020.

DIRETRIZ BRASILEIRA de insuficiência cardíaca crônica e aguda. **Arquivos Brasileiros de Cardiologia**, v. 111, n. 3, 2018.

DIRETRIZ DE APOIO ao suporte avançado de vida em cardiologia – Código azul – Registro de ressuscitação – Normatização do carro de emergência. **Arquivos Brasileiros de Cardiologia**, n. 81, 2003.

DIRETRIZ DE DOENÇA coronária estável. **Arquivos Brasileiros de Cardiologia**, n. 103, 2014.

DONABEDIAN, A. The quality of care: how can it be assessed? **JAMA**, v. 260, |n. 12, 1988.

DONABEDIAN, A. The seven pillars of quality. **Archives of Pathology & Laboratory Medicine**, v. 114, n. 11, nov. 1990. Disponível em: https://www.ncbi.nlm.nih.gov/pubmed/2241519. Acesso em: 1 fev. 2020.

GENTILE, J. K. A. *et al*. Condutas no paciente com trauma cranioencefálico. **Revista da Sociedade Brasileira de Clínica Médica**, São Paulo, v. 9, n. 1, jan./fev., 2011.

GUYTON, A. C. **Fisiologia humana**. 6. ed. Rio de Janeiro: Guanabara Koogan, 2011.

LICHTMAN, M. **Estudo de vendas de um equipamento de alta tecnologia para profissionais liberais no estado de Santa Catarina**. 2007. Trabalho de conclusão de estágio – Universidade Federal de Santa Catarina (UFSC), Florianópolis, 2007.

MANGINI, S. *et al*. Insuficiência cardíaca descompensada na unidade de emergência. **Arquivos Brasileiros de Cardiologia**, v. 90, n. 6, 2008.

NEVES, C. A. B. Urgências e emergências em saúde: perspectivas de profissionais e usuários. Resenhas. **Cadernos de Saúde Pública**, Rio de Janeiro, v. 22, n. 3, mar. 2006.

PROCESSO ÉTICO. **Enfermagem em Revista**, Conselho Regional de Enfermagem de São Paulo, 22. ed., jul./ago./set., 2018.

PUGLIA, A. P. M. **Enfermagem em ginecologia e obstetrícia**. São Paulo: Editora Senac São Paulo, 2019.

RANG, H. P. et al. **Rang & Dale Farmacologia**. 8. ed. Rio de Janeiro: Elsevier, 2016.

RIBEIRO, A. A.; CERVEJEIRA, S. R.; CEZAR, E. S. Assistência de enfermagem humanizada no pronto-socorro de um hospital de médio porte do norte do Paraná. **Terra e Cultura**, n. 47, ago./dez. 2008. Disponível em: http://periodicos.unifil.br/index.php/Revistateste/article/view/375. Acesso em: 1 fev. 2020.

RODRIGUES, D. et al. Legislação e ética do enfermeiro em assistência de urgência e emergência. **Revista Eletrônica de Enfermagem do Centro de Estudos de Enfermagem e Nutrição**, v. 4, n. 4, ago./dez., 2013.

SANTOS, Z. M. S. A; FROTA, M. A.; MARTINS, A. B. T. **Tecnologias em saúde**: da abordagem teórica a construção e aplicação no cenário do cuidado. Fortaleza: EdUECE, 2016. Disponível em: http://www.uece.br/eduece/dmdocuments/Ebook%20-%20Tecnologia%20em%20Saude%20-%20EBOOK.pdf. Acesso em: 1 fev. 2020.

SEGURANÇA e medicina do trabalho. Portaria nº 3.214, de 08 de junho de 1978. NR 5. Comissão Interna de Prevenção de Acidentes. 29. ed. São Paulo: Atlas, 1995.

SELHORST, I. S. de B.; BUB, M. B. C.; GIRONDI, J. B. R. Protocolo de acolhimento e atenção para usuários submetidos a endoscopia digestiva alta e seus acompanhantes. **Revista Brasileira de Enfermagem**, Brasília, DF, v. 67, n. 4, ago. 2014

SISTEMA NACIONAL DE INFORMAÇÕES TÓXICO-FARMACOLÓGICAS. **Material educativo**: animais peçonhentos. Rio de Janeiro: SINITOX, 2008. Disponível em: http://www.fiocruz.br/sinitox_novo/media/animais_peconhento_1.pdf. Acesso em: 1 fev. 2020.

SOBRAL, R. **Sedação**: um ponto-chave para a sequência rápida de intubação. 2017. Disponível em: https://pebmed.com.br/sedacao-um-ponto-chave-para-a-sequencia-rapida-de-intubacao/. Acesso em: 1 fev. 2020.

SOUSA, K. H. J. F. et al. Humanização nos serviços de urgência e emergência: contribuições para o cuidado de enfermagem. **Revista Gaúcha de Enfermagem**, Porto Alegre, v. 40, 2019.

SOUSA, M. G.; Passarelli Júnior, O. Emergências hipertensivas: epidemiologia, definição e classificação. **Revista Brasileira de Hipertensão**, v. 21, n. 3, 2014.

VOLSCHAN, A. *et al.* I Diretriz de dor torácica na sala de emergência. **Arquivos Brasileiros de Cardiologia**, São Paulo, v. 79, supl. 2, ago. 2002.

ÍNDICE GERAL

Abdome agudo 168

Acidente vascular encefálico 147

Acolhimento e classificação de risco 33

Acolhimento, humanização e qualidade 29

Agonistas de receptores de serotonina (5-HT) 67

Agradecimentos 9

Alterações de temperatura 153

Analgésicos 70

Anestésicos 68

Anexo – Respostas dos exercícios 183

Angina pectoris 105

Anotações no prontuário 181

Ansiolíticos e hipnóticos 66

Antagonista dos receptores de dopamina 72

Antagonistas dos receptores H_1 72

Antagonistas dos receptores muscarínicos 72

Antagonistas dos ß-adrenoceptores 68

Antiarrítmicos 73

Antieméticos 72

Anti-inflamatórios não esteroidais 70

Apresentação 11

Arritmias 109

Aspectos éticos e legais 36

Aspirador 61

Assistência de enfermagem 50 51 53 54 55 56 57 59 60 62 67 68 69 70 71 73 74 76 78 83 84 85 89 99 103 105 108 111 118 119 125 127 132 133 134 135 136 137 140 146 150 151 154 155 157 159 160 161 162 163 164 165 166 169 173 174 175 176 177 178

Atendimento à parada cardiorrespirátoria extra--hospitalar (adultos) 96

Atendimento inicial ao politraumatizado 129

Barbitúricos 66

Benzodiazepínicos 66

Biossegurança 24

Brometo de ipratrópio 75

Bromidrato de fenoterol 75

Broncodilatadores 75

Características dos serviços de urgência e emergência 13

Carro de emergência 52

Colar cervical 56

Coma 151

Convulsão 144

Crise asmática 127

Dengue, chikungunya e zika 177

Desfibrilador 55

Diabetes gestacional 161

Dobutamina 77

Doença arterial coronariana 105

Doença diarreica aguda 175

Doença hipertensiva específica da gestação 162

Doenças infecciosas de notificação compulsória 171

Dopamina 77

Drogas de urgência e emergência 65

Eletrocardiograma 86

Emergências hipertensivas 115

Emergências obstétricas 161

Emergências psiquiátricas 159

Emergências relacionadas a alterações no sistema urinário 163

Equipamentos e materiais 16

Equipe de enfermagem 23

Equipe interdisciplinar 19, 36

Escala de Coma de Glasgow 130

Estado de choque 104

Este livro 12

Estrutura física e organizacional 15

Exames diagnósticos 81

Exames de imagem 86

Exames laboratoriais 81

Febre amarela 176

Fratura 138

Glossário 193

Gravidez ectópica 162

Hemorragia 103

Hemotórax e derrame pleural 125

Hiperglicemia 160

Hiperglicemia e hipoglicemia 160

Hipoglicemia e coma hipoglicêmico 160

Hipotermia 155

Humanização no atendimento em urgência e emergência 30

Infarto agudo do miocárdio 106

Infecção do trato urinário 163

Influenza pandêmica 172

Insolação 154

Insuficiência cardíaca congestiva 118

Insuficiência respiratória aguda 123

Intoxicação exógena 166

Limite de atuação nos atendimentos intra e extra-hospitalar 23

Líquor 85

Luxação 137

Manta de aquecimento 59

Meningite meningocócica 173

Monitor multiparâmetros 50

Morte de causa desconhecida 180

Morte natural (causa conhecida) 180

Morte por causa violenta 181

Nitroglicerina 78

Nitroprussiato de sódio 78

Noradrenalina 78

Normas e regulamentações 21

Nota do editor 7

Notificações compulsórias, óbito e comunicação de más notícias 171

Óbitos e comunicação de más notícias 178

Opioides 71

Organização dos espaços e fluxos 34

Oxímetro de pulso 51

PCR e os protocolos de suporte de vida 95

Pneumotórax 124

Prancha longa 57

Procedimentos pós-morte 180

Protocolo de identificação do paciente 43

Protocolo de prevenção de quedas 46

Protocolo de segurança na prescrição, no uso e na administração de medicamentos 45

Protocolo para a prática de higiene das mãos 43

Protocolo para cirurgia segura 46

Protocolo para prevenção de úlcera por pressão 44

Protocolos básicos 43

Qualidade e segurança na assistência 40

Queimadura 156

Raio x, tomografia, ressonância, ultrassom e endoscopia 90

Referências 197

Retenção urinária 165

Revisão de tópicos 22, 27, 32, 38, 46, 63, 80, 93, 100, 113, 120, 128, 141, 152, 158, 170, 182

Sangue 81

Sedativos 76

Serviços de apoio 19

Síncope 146

Suporte avançado de vida 98

Suporte básico e suporte avançado de vida 95

Tecnologias em assistência de urgência e emergência 49

Teofilina 75

Tratamento da doença arterial coronariana 107

Trauma abdominal 135

Trauma cervical 132

Trauma cranioencefálico 131

Trauma de pelve 136

Trauma e politrauma 129

Trauma torácico 133

Tuberculose 174

Unidade manual de ventilação artificial (ambu) 54

Urgências relacionadas a outros sistemas 159

Urgências relacionadas ao sistema cardiovascular 101

Urgências relacionadas ao sistema neurológico 143

Urgências relacionadas ao sistema respiratório 121

Urina 84

Urolitíase 164

Vasoativos 77

Ventilador mecânico 60